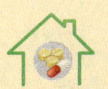

家庭用药宜忌随身查

蔡向红 编著

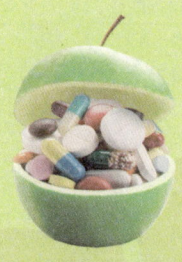

天津出版传媒集团
天津科学技术出版社

图书在版编目（CIP）数据

家庭用药宜忌随身查 / 蔡向红编著．—天津：天津科学技术出版社，2014.12（2024.4 重印）

ISBN 978-7-5308-9403-3

Ⅰ．①家… Ⅱ．①蔡… Ⅲ．①用药法 - 禁忌 - 基本知识 Ⅳ．① R452

中国版本图书馆 CIP 数据核字（2015）第 030161 号

家庭用药宜忌随身查
JIATING YONGYAO YIJI SUISHENCHA

策划编辑：	杨　譞
责任编辑：	孟祥刚
责任印制：	刘　彤
出　　版：	天津出版传媒集团 天津科学技术出版社
地　　址：	天津市西康路 35 号
邮　　编：	300051
电　　话：	（022）23332490
网　　址：	www.tjkjcbs.com.cn
发　　行：	新华书店经销
印　　刷：	鑫海达（天津）印务有限公司

开本 880×1230　1/64　印张 5　字数 170 000
2024 年 4 月第 1 版第 2 次印刷
定价：58.00 元

前言
PREFACE

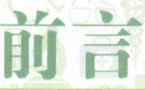

如今,伴随着就医难、就医贵的问题,"大病去医院,小病去药店"的观念已经被越来越多的人认可,很多小伤轻病的患者希望利用自己所掌握的医学知识,通过自我治疗获得满意疗效。正因如此,百姓家中大多都准备着一些常用的药品,以备不时之需。的确,家庭用药具有安全、稳定、方便的特点,合理使用能够让我们的疾病在症状初现的阶段就得到及时的控制与治疗,有效地保障了我们的健康。但同时也有调查显示,目前家庭不合理用药的现象十分严重,很多人都存在着凭经验用药、随意增加药量、随意配服不同药物等用药误区,致使家庭用药隐患重重。

在临床治疗疾病的过程中,往往同一个疾病可以有多种不同的药物供选择治疗,有些时候,为了达到更好的疗效,或者中和缓解某种药物的副作用,也常常将两种或多种药物联合使用。但是这种情况是医生根据疾病的根源、病情的轻重、副作用等几方面综合考虑后,做出的专业的搭配,目的就是发挥药物的最佳效用,尽可能根治疾病。作为普通大众,并不具备这样专业的医学知识,对药物也没有更透彻的认识,应尽量避免随意配服。

不仅我们在家中用药需要注意避免随意搭配,当我们患病就医,在服用医生开具的药物期间,也需要注意药物的使用禁忌。无论是中药、中成药还是西药,服药都需要"忌口"。只有我们自己了解基本的药物使用宜忌,才能更好地配合治疗,使每一次服药都发挥最佳的效果,从而有效缓解病情、缩短病程。

　　为了让读者更明白地懂药、适宜地选药、合理地用药、谨慎地配药，本书收录了一些家中常备、常用的药物的应用指南，包括162种中药材、44种中成药、29种西药（含非处方药和部分处方药），并详细地对每一种药品的功效、用途、搭配宜忌和服药注意事项等做了说明，此外还对一些常见病的用药做了简单的介绍，希望读者在服药之前就对这种药品有一个初步的了解和认识，科学用药、合理搭配、严格忌口，以获得更好的治疗和保健效果。

　　需要注意的是，家庭用药即使在科学、严谨的情况下，治疗能力依然是有限的。自主用药服药后需要密切注意身体反应，一旦出现不良反应、过敏症状，或是服药一段时间后症状没有缓解的，一定要及时就医。尤其是孕妇、哺乳期妇女、儿童、老年人等抵抗力较弱或身体情况特殊的人群，宜遵医嘱。由于本书成书比较仓促，难免有所疏漏，还望各位读者朋友及医界同仁批评指正。

目录
CONTENTS

日常药物应用概述

常用中药材应用概述/2

中药材的性能……………2
性味………………………2
归经………………………5
升降沉浮…………………6
中药材的禁忌……………7
饮食禁忌…………………7
药食禁忌…………………8
附：禁忌歌诀……………10

常用中成药应用概述/11

中成药剂型简介…………11
内用型……………………11
外用型……………………15
中成药的组方……………17

组方原则…………………17
组方变化…………………18
中成药的用法与禁忌……19
用量………………………19
用法………………………21
服药时间…………………22
饮食禁忌…………………23

常用西药应用概述/25

日常购药注意事项………25
西药的选择原则与使用
提示………………………26
选择原则…………………27
使用提示…………………28
西药的禁忌………………29

常用中药材宜忌速查

解表药/32

麻黄………………32
桂枝………………34
紫苏叶……………35
生姜………………36
荆芥………………37

防风	38
羌活	39
白芷	40
细辛	41
苍耳子	42
牛蒡子	43
薄荷	44
桑叶	45
菊花	46
柴胡	47
升麻	48
浮萍	49
葛根	50

清热药/51

知母	51
淡竹叶	53
芦根	54
栀子	55
夏枯草	56
决明子	57
黄芩	58
黄连	59
黄柏	60
苦参	61
金银花	62
连翘	63
蒲公英	64
板蓝根	65
鱼腥草	66
马齿苋	67
土茯苓	68
生地黄	69
玄参	70
牡丹皮	71
地骨皮	72
赤芍	73
石膏	74
绿豆	75

泻下药/76

大黄	76
芒硝	78
番泻叶	79
火麻仁	80
郁李仁	81
牵牛子	82

理气药/83

陈皮	83
枳实	85
沉香	86
檀香	87
香附	88
薤白	89

消食药/90

山楂	90
麦芽	92
鸡内金	93
鸡矢藤	94
莱菔子	95
神曲	96

安神药/97

| 朱砂 | 97 |
| 磁石 | 99 |

琥珀	100	五倍子	142
酸枣仁	101	山茱萸	143
柏子仁	102	覆盆子	144
远志	103	莲子	145
合欢皮	104	芡实	146
龙骨	105		

补虚药/106

驱虫药/147

人参	106	使君子	147
西洋参	108	槟榔	149
党参	109	南瓜子	150

祛风湿药/151

黄芪	110	独活	151
白术	111	威灵仙	153
甘草	112	木瓜	154
鹿茸	113	伸筋草	155
淫羊藿	114	秦艽	156
肉苁蓉	115	防己	157
菟丝子	116	桑寄生	158
杜仲	117		

何首乌 123
阿胶 124
白芍 125
麦冬 126
天冬 127
玉竹 128
黄精 129
桑葚 130

温里药/131

附子 131
川乌 133
干姜 134
肉桂 135
吴茱萸 136
丁香 137

收涩药/138

浮小麦 138
乌梅 140
五味子 141

平肝息风药/159

续断	118	石决明	159
核桃仁	119	牡蛎	161
冬虫夏草	120	钩藤	162
当归	121	天麻	163
熟地黄	122	地龙	164

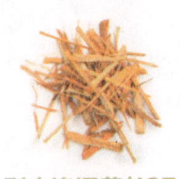

利水渗湿药/165

茯苓……165
薏米……167
泽泻……168
车前子……169
通草……170
地肤子……171
茵陈……172
赤小豆……173

化痰止咳平喘药/174

半夏……174
天南星……176
桔梗……177
川贝母……178
瓜蒌……179
昆布……180
胖大海……181
苦杏仁……182
紫苏子……183
百部……184
枇杷叶……185
桑白皮……186
白果……187
海藻……188
白前……189
前胡……190

活血止血化瘀药/191

三七……191
白及……193
艾叶……194
川芎……195
延胡索……196
郁金……197
姜黄……198
乳香……199
没药……200
五灵脂……201
丹参……202
红花……203
桃仁……204
益母草……205
牛膝……206
苏木……207
王不留行……208

常用中成药宜忌速查

解表药/210

抗感解毒颗粒……210
维C银翘片……212
感冒清热颗粒……213
桑菊感冒片……214
小柴胡颗粒……215
通宣理肺丸……216
防风通圣丸……217

清热药/218

双黄连口服液·········· 218
牛黄解毒片·········· 220
清热解毒口服液·········· 221
藿香正气液·········· 222
抗病毒口服液·········· 223
清开灵口服液·········· 224

理气药/225

六味安消胶囊·········· 225
香砂六君丸·········· 227
槟榔四消丸·········· 228
逍遥丸·········· 229
加味逍遥丸·········· 230
复方羊角片·········· 231
气滞胃痛颗粒·········· 232
舒肝丸·········· 233
柴胡舒肝丸·········· 234

消导药/235

大山楂丸·········· 235
健胃消食片·········· 237
香砂养胃丸·········· 238
保和丸·········· 239
人参健脾丸·········· 240

妇科药/241

妇科千金片·········· 241
乌鸡白凤丸·········· 243
益母草颗粒·········· 244
乳癖消·········· 245

男科药/246

前列通片·········· 246
前列回春胶囊·········· 248
前列康·········· 249

利水渗湿药/250

三金片·········· 250
排石颗粒·········· 252

祛风湿利关节药/253

祖师麻片·········· 253
小活络丸·········· 255
人参再造丸·········· 256

化痰止咳平喘药/257

急支糖浆·········· 257
桂龙咳喘宁片·········· 259
止咳宝片·········· 260
羚羊清肺丸·········· 261
百合固金丸·········· 262

常用西药宜忌速查

抗感染药/264
青霉素 ················· 264
氨苄西林 ············· 266
氯霉素 ················· 267
红霉素 ················· 268
庆大霉素 ············· 269
环丙沙星 ············· 270
甲硝唑 ················· 271
磺胺药 ················· 272
异烟肼 ················· 273
利福平 ················· 274
呋喃唑酮 ············· 275

解热镇痛药/276
阿司匹林 ············· 276
秋水仙碱 ············· 278
对乙酰氨基酚 ····· 279
别嘌醇 ················· 280
布洛芬 ················· 281

抗心律失常药/282
地高辛 ················· 282
美西律 ················· 284

循环系统药/285
洛伐他汀 ············· 285
尼群地平 ············· 287
尼莫地平 ············· 288
卡托普利 ············· 289
辛伐他汀 ············· 290

维生素/291
维生素 A ············· 291
维生素 B_1 ············· 293
维生素 B_2 ············· 294
维生素 B_6 ············· 295
维生素 C ············· 296
维生素 E ············· 297

附录 常见疾病药物使用及饮食宜忌表 ············· 298

日常药物应用概述

常用中药材应用概述

中医药学源远流长,华夏祖先在长期生产劳动和生活实践中不断总结、积累,创造了我们的民族医药。现在,中医药以其独特的疗效越来越多地被世人认识和使用。想要充分发挥中药材的疗效,必须熟知中药材的基本性能和应用原则,方能合理用药。

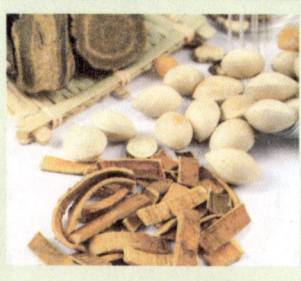

中药材的性能

历代本草在论述药物的功用时,都会首先标明其"性"和"味",作为中药材性能的重要标志之一,对"性"和"味"的认识对临床用药具有实际意义。

性味

【四性】四性即寒、热、温、凉四种不同的药性,又称四气,部分药材寒热偏向不明显的,归于平性。四性是从药物作用于机体产生的不同反应和获得的不同疗效概括出来的,是以所治病症的寒热性质相对的。即凡能减轻或消除热性病症、扶阴抑阳的药物,一般具有寒性或凉性；相反，凡能减轻或消除寒性病症、扶阳抑阴的药物，一般具有温性或热性。由于不同药物寒热性在程度上的差异，在用药过程中也需要注意。

四性归类表			
四性	属性	功效	代表药材
寒	阴	清热泻火、凉血解毒、滋阴潜阳、泻热利尿、清火化痰、清新开窍、凉肝息风等	黄连、大黄、生地黄、淡竹叶、栀子、黄柏、金银花等
凉	阴		薏米、菊花、罗汉果、牡丹皮、薄荷等
温	阳	温里散寒、暖肝散结、补火助阳、温阳利水、温经通络、回阳救逆等	生姜、大枣、荆芥、黄芪、当归、人参、五味子等
热	阳		肉桂、乌头、附子、干姜、花椒、巴豆等
平	—	强壮补虚等，用于无明显寒热之象的病症	甘草、枸杞、银耳、山药、茯苓、麦芽等

【五味】五味指的是药物有酸、苦、甘、辛、咸五种不同的味道，具有不同的治疗作用。五味的来源开始是人们口尝药物，直接感受其客观滋味，在中医漫长的医疗实践过程中，不断总结出药物的五味与功效有一定关系。后世医家进一步将五味进行归纳总结，将它们的作用特点分别概述为"辛散、酸收、甘缓、苦坚、咸软"。

五味归类表

五味	功效	对应症	代表药材	注意事项
酸	收敛、固涩。固表止汗、敛肺止咳、涩肠止泻、固精缩尿	多用于治疗虚汗、泄泻、久咳、虚喘等症	山茱萸、五味子、五倍子、陈皮、山楂等	多食易损伤筋骨；感冒者慎用
苦	泻、燥、坚。泄热通腑、降气平喘、清热泻火、苦温燥湿、泻火坚阴	用于治疗寒湿证、肺热咳喘、寒痰壅滞、湿热证、大便秘结等	大黄、枳实、杏仁、栀子、黄芩、黄连、知母、黄柏等	多食易导致消化不良，性温而味苦的中药多食会导致便秘、干咳、目赤耳鸣等
甘	补益、和中、缓急。调和脾胃系统、补虚止痛、缓和药性等	用于治疗虚证、缓和拘急疼痛、缓解药物中毒等	党参、熟地黄、人参、薏米、甘草、饴糖等	多食容易导致发胖、损伤牙齿、上腹胀闷等
辛	发散、行气、行血。发表散邪、行气导滞、活血化瘀、滋补肝肾	用于治疗寒气壅肺、气血瘀滞、肝肾亏虚、妇女痛经闭经等	麻黄、木香、红花、菟丝子、川芎、白芷、肉桂等	味辛中药多燥烈，食用过多易耗费气力、损伤津液、便秘等
咸	软坚、泻下。软坚散结、消肿通便、抗结核、抗肿瘤等	用于治疗瘰疬、痰核、痞块及热结便秘等症	瓦楞子、牡蛎、决明子、芒硝等	多食容易造成血压升高、血液凝滞、心脑血管疾病等

家庭用药宜忌随身查

归经

脏腑辨证是中医诊察、识别症候最基本、最重要的方法，在此基础上，结合中医基本理论的指导，依据治疗的具体病症，经过长期临床实践，总结出了中药的归经理论。

归经系指药物对机体某部位的选择作用，即药物对某经（含脏腑及其经络）或某几经发生明显的作用，对其他经作用较小或没有作用，药物的这种选择性作用即称为归经。具体来说，归经是指某种或某类药物对不同脏腑经络病变具有的特殊治疗作用。当患者患病后，由于疾病所在的脏腑及经络循行部位有所区别，临床表现也各不相同。如肺经病变，症见胸闷喘咳；肝经病变，症见胁痛抽搐；心经病变，症见心悸失眠等。

举例来说，当患者出现胸闷、咳喘的症状，临床使用桔梗、杏仁来治疗时，便认为此二药能归肺经；当患者出现胁痛抽搐，临床使用白芍、蜈蚣来治疗时，便认为此二药能归肝经；当患者出现心悸失眠，临床使用朱砂、酸枣仁来治疗时，便认为此二药能归心经，等等。有的中药材能一药归数经的，则是指其治疗范围较大，例如夏枯草归肝、胆经，是因为夏枯草既能清肝明目，又能消肿散结。

临床运用中医学的归经理论，则必须与四性五味、升降沉浮相结合，同归肺经的药物，由于四性不同或五味不同，其治疗作用也会各有差异，例如同归肺经的薄荷与干姜，就因凉热之分，而具有不同功效。同时，归经相同的药材，由于升降沉浮不同，也会作用不同，需要区别应用。

升降沉浮

中药的升降沉浮是指药物对人体作用的不同趋向，是与疾病所表现的趋向相对而概括出的药物性能。

疾病趋向是指疾病在病势、病位上表现出的不同，病势表现如向上（恶心呕吐、呃逆、喘息等）、向下（泄泻、崩漏、脱肛等）、向外（自汗、盗汗等）、向内（表邪入里等）；病位表现如在表（如外感表证）、在里（如里实便秘）、在上（如目赤头疼）、在下（如腹水尿闭）等。

根据疾病趋向的不同，能消除或改善相应症状的药物也就有了升降浮沉等不同作用趋向，升是上升，降是下降，浮是发散，沉则是泄利。升和降、浮和沉都是相对的，一般来说，具有升阳发表、祛风散寒等功效的药物，能上行向外，药性升浮；而具有清热泻下、利尿渗湿、消食导滞等功效的药物，能下行向内，药性是沉降的。

结合药物本身的性味来说，能升浮的药物大多味辛、甘，性温、热；能沉降的药物大多味酸、苦、咸，性寒、凉。此外，药性的升降沉浮与药物的质地也有关系，通常植物花、叶、皮等质轻的中药材多为升浮药，而果实、矿物、贝类等质地较重的多为沉降药。入复方后，药物的作用趋向还可能受其他药物影响而改变。

中药升降沉浮的理论基础，是以中医的阴阳、脏腑学说为主的，中药的升降沉浮与其性、味、质地均有一定的关系。药物的四性五味、归经以及升降沉浮都是中药药性理论的中药组成部分，在对症治疗和组成复方的时候需要结合应用。

中药材的禁忌

中药是天然品，其不良反应比西药相对小，但并不是绝对安全的，个人体质、配伍不当都会导致不良反应。合理、科学地用药，才能有利于缓解症状、缩短病程，服用中药不仅需要辨证施治、对症下药，还要自主"忌口"，认识一些日常的服药禁忌，有助于充分发挥药物的疗效。

饮食禁忌

忌口是中医治病的特点之一，历来医学典籍中都有关于忌口的记载。食忌主要有药物和疾病两方面的原因：药物方面是由于某些食物对药物会产生不利影响，疾病方面则是不同食物会刺激病症恶化。我们日常食用的鱼、肉、蛋、蔬菜、水果等普通食物，本身也具有各自的性能，对疾病的发生、发展和药物的治疗作用均产生一定影响，需要了解并注意。此外，在正确的时间服药也有助于充分发挥药效。

·**饮品禁忌**：通常来说，服药期间不宜饮用牛奶、茶水、咖啡、碳酸饮料等刺激性饮品。

多数药物都需要以温开水送服，部分清热解毒的药物适合冷水送服。

正在服用西药的患者，应慎重选择使用中草药泡服的花草茶，避免联用不当。

·**食物禁忌**：在服用中药期间，一般都需要忌食油腻、辛辣、生冷的食品，有时还需要忌食肉类、豆类及豆制品。

·**服药时间**：清晨宜服用补阳药，午前宜服用发汗解表药及益气升阳药，午后或入夜宜服泻下药，睡前可以服用滋阴养血药及安神药，用药分时，可以发挥最佳效果。

同时服用中药和西药治疗时，两药间隔时间至少2小时以上。

药食禁忌

药食禁忌是由于某些食物对药物会产生不利影响，如服用含铁药物的时候，不宜饮用茶水，因为茶水中含有大量的鞣质，遇含铁的药物多会产生沉淀化学反应而影响疗效。

总体上，服用中草药期间都应该避免辛辣、油腻等不易消化或有特殊刺激性的饮食，忌烟、忌酒。

服用清内热的中药时,不宜食用葱、蒜、胡椒、羊肉、狗肉等热性的食物;服用温中药治疗寒证时,要禁食生冷的食物。

具体来说,古代医学文献中大量记载了药食之间的忌口,如:甘草、黄连、桔梗、乌梅忌猪肉,薄荷忌鳖肉,茯苓忌醋,鳖鱼忌苋菜,鸡肉忌黄鳝,蜂蜜反生葱,天门冬忌鲤鱼,荆芥忌鱼、蟹、河豚、驴肉,白术忌大蒜、桃、李,威灵仙、土茯苓忌面汤、茶,牡丹皮忌蒜、香菜等等。

同时,不同的疾病也需要不同的忌口,如:伤风感冒或小儿出疹未透时,不宜食用生冷、酸涩、油腻的食物;因气滞引起的胸闷、气胀的病人,不宜食用豆类和白薯;水肿病人不宜过度食盐;哮喘、过敏性皮炎的患者不宜食用鸡、羊、猪头肉、鱼、虾、蟹等"发物"。

"忌口"也不能绝对化,需要因人、因病而具体分析,尤其对于慢性病患者来说,长期多种类的"忌口"可能会影响人体正常所需营养的摄入,反而降低了人体的抵抗力,对恢复健康有害无利。因此,对于慢性病患者来说,需要在医师指导下"忌口",调整膳食结构,以免营养不均衡,反而有损身体健康。

附：禁忌歌诀

【中药"十八反"歌诀】

本草明言十八反，半蒌贝蔹及攻乌，
藻戟遂芫俱战草，诸参辛芍反藜芦。

"十八反"歌解： 乌头反半夏、瓜蒌、贝母、白蔹、白及，甘草反海藻、大戟、甘遂、芫花，细辛、芍药及人参、丹参、沙参、苦参等参类反藜芦。

【中药"十九畏"歌诀】

硫黄原是火中精，朴硝一见便相争。
水银莫与砒霜见，狼毒最怕密陀僧。
巴豆性烈最为上，偏与牵牛不顺情。
丁香莫与郁金见，牙硝难合荆三棱。
川乌草乌不顺犀，人参最怕五灵脂。
官桂善能调冷气，若逢石脂便相欺。
大凡修合看顺逆，炮滥炙熔莫相依。

"十九畏"歌解： 硫黄与芒硝、水银与砒霜、狼毒与密陀僧、巴豆与牵牛子、丁香与郁金、芒硝与荆三棱、人参与五灵脂、乌头（川乌、草乌）与犀牛角、肉桂与石脂均不能配伍使用，在炮制时候尤其需要注意。

常用中成药应用概述

中成药是以中草药为原料，经炮制加工制成各种不同剂型的中药制品，包括丸、散、膏、丹等各种剂型。中成药是成方制剂，有固定的组成、剂型规格、用法用量，熟知其药物组成、用法、用量，才能达到最好的治疗效果。

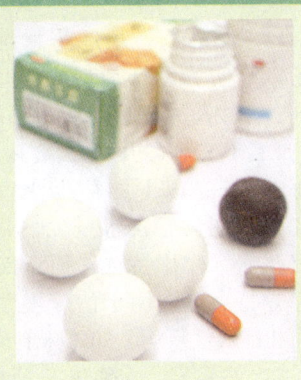

中成药剂型简介

中成药的剂型种类繁多，通常被概括为"丸、散、膏、丹"，因为这是四种最常见的剂型，事实上中成药的剂型远不止这几种，剂型与药物的制法和服法密切相关，了解剂型，有助于我们更好地对症选药。

内用型

一、丸剂

丸剂是指药材细粉或药材提取物加入适宜的黏合剂或辅料制成的球形或者类球形固体剂型，通常有蜜丸、水蜜丸、水丸、糊丸、浓缩丸、微丸等。丸剂一般吸收缓慢、药效持久、便于携带，多用于慢性、虚弱性疾病。

·**蜜丸**：蜜丸是药材细粉以蜂蜜为黏合剂制成的丸剂，其中每丸重量在0.5克以上（含0.5克）的称为大蜜丸，每丸0.5克以下的称为小蜜丸。蜜丸具有含水量少、崩解缓慢、作用持久、便于储存等特点，常用于治疗慢性病和虚弱性疾病，如六味地黄丸、人参养荣丸等。

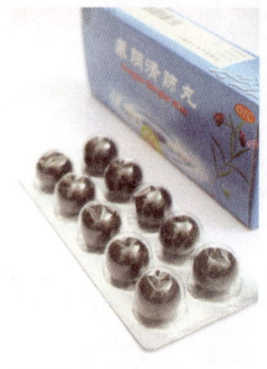

大蜜丸

·**水蜜丸**：水蜜丸是药材细粉以蜂蜜和水为黏合剂制成的丸剂。水蜜丸的丸粒小而圆，易于吞服，同时节省蜂蜜，便于保存。许多补益药多制成水蜜丸，如补中益气丸等。

·**水丸**：水丸是药材细粉以水或黄酒、醋、稀药汁、糖液等为黏合剂制成的丸剂。水丸较蜜丸、糊丸易于溶解、吸收快、体积小、便于服用，适用于多种疾病，如防风通圣丸、连翘败毒丸等。

·**浓缩丸**：浓缩丸是药材或部分药材提取的清膏或浸膏，与适宜的辅料或药物细粉，以水、蜂蜜为黏合剂制成的丸剂，又细分为浓缩水丸、浓缩蜜丸或浓缩水蜜丸。浓缩丸体积小、有效成分含量高、易于服用，如六味地黄丸。

二、散剂

散剂是将药物粉碎而制成均匀混合的干燥粉末状药剂。分为内服、外用两种。内服散剂奏效迅速,通常用温开水冲服即可,如乌贝散、十灰散;还有需要用黄酒调服的,如七厘散;另有需要煎煮服用的粗粉散剂,如香苏散、银翘散等。散剂具有制作简单、携带方便、节省药材的优点。

三、酒剂

酒剂是药材用蒸馏酒浸提制成的澄清液体制剂,又称药酒。酒本身具有防腐、活血、散寒、升提等作用,一般多用于制备风湿药酒,如木瓜酒、五加皮酒等;又由于酒具有防腐、穿透力强的功效,适宜提取厚味滋补药和动物药,因此也用于制备滋补药酒,如参茸酒、蛤蚧酒等。酒剂制备方法较简单,可以在家中自行制备,但小儿、孕妇及心脏病、高血压、肝病、酒精过敏患者不宜服用酒剂。

四、茶剂

茶剂是含茶叶或不含茶叶的药材或药材提取物用沸水冲服、泡服或煎服用的制剂,分为茶块、袋装茶和煎煮茶。传统茶剂多制成方块状,如治疗感受风寒、食积停滞的午时茶等。近年来多用药材粉末或提取物制成颗粒,装入滤纸袋中作为"袋泡茶",如大宁神茶等。

五、片剂

片剂是指药材提取物或药材提取物加药材细粉与适宜辅料混匀压制成的片状制剂。片剂分为全粉片和浸膏（半浸膏）片，具有用量准确、体积小、质量稳定、服用方便、易于携带储存等优点。对于药味苦或有异味的药物，压片后多使用糖衣包裹，更易于吞服。片剂是最常用的新型剂型，适应各种病症，如桑菊感冒片、牛黄解毒片等。

六、颗粒剂（冲剂）

颗粒剂（冲剂）是药材提取物与适宜辅料或药材细粉制成的颗粒状制剂。颗粒剂有可溶性、混悬性、泡腾性之分，体积较糖浆、汤剂小，药效又比丸剂、片剂快，且服用方便，适用于多种疾病，缺点是含糖量较高，容易吸潮。常用颗粒剂如感冒清热颗粒、气滞胃痛颗粒等。

七、胶囊剂

胶囊剂是将适量药材提取物加药粉或辅料制成均匀的粉末或者颗粒，填充于胶囊中制成的剂型。根据囊心、囊材的不同又分为硬胶囊剂、软胶囊剂和肠溶胶囊剂。硬胶囊剂如海康胶囊，软胶囊剂如藿香正气软胶囊等。胶囊剂具有崩解快、吸收好、容易吞服等特点，但其溶化后局部浓度高，不适宜对胃黏膜刺激较强的药物使用。

八、糖浆剂

糖浆剂指的是含有药物、药材提取物和芳香物质的浓蔗糖水溶液。糖浆剂中加入了蔗糖和芳香物质，可以掩盖药物的不良气味，尤其便于儿童服用，如小儿健胃糖浆、小儿喜食糖浆等。

九、合剂（包括口服液）

合剂指的是药材用水或者其他溶剂，采用适宜方法提取，经浓缩制成的液体制剂。单剂量包装供口服的又称为口服液。合剂能保持汤剂的特点，又无须临时煎煮，便于服用、携带和储存，也是目前中成药最常用的剂型之一，如小青龙合剂、四物合剂等。口服液具有容易吸收、口感好、作用迅速、质量稳定等优点，常用口服液如生脉饮、银黄口服液等。

十、酊剂

酊剂指的是药物用规定浓度的乙醇浸出或溶解而成的澄清液体制剂，也可用流浸膏稀释而成。特点是剂量准确、吸收迅速、制法简单，适宜制备含有挥发成分或不耐热成分的制剂。酊剂有内服和外用之分，内服酊剂如十滴水等。由于酊剂含有乙醇，因此对酒精过敏的患者及幼儿、孕妇等不宜使用。

外用型

一、膏药

膏药指的是药材、食用植物油与红丹炼制而成的外用制剂，在常温下为半固体状或固体状，应用时加热融化，贴于患处或适当部位起治疗作用。膏药是一种中医传统剂型，可用于内、外、妇、儿各科的多种疾病，其特点是容纳药量较多，作用患部释放持久，如狗皮膏等。但膏药容易污染衣物，个别会出现皮肤过敏反应。

二、橡胶膏剂

橡胶膏剂指的是药物与橡胶等基质混合均匀后，涂于布上的外用制剂，具有用法简单、携带方便，利于储藏等优点，多用于跌打损伤、风湿痹痛、痈疡等疾病，如伤湿止痛膏等。

三、软膏剂

软膏剂指的是用药物、药材细粉、药材提取物与适宜基质混合制成的具有适当稠度的膏状外用制剂。其中呈半固体、乳剂型基质的也称为乳膏剂。软膏剂多用于皮肤病、烧伤、跌打损伤等，如烫伤膏、三黄软膏等。

四、注射剂

注射剂是从中药材中提取有效成分，采取现代科学技术和方法制成的可注入体内的灭菌溶液，或可配制溶液的灭菌粉末、浓缩液。适用于消化功能障碍或其他原因不能口服给药的患者。常用的有复方丹参注射液、清开灵注射液等。但由于中药在提取、精制过程中会损失一些成分，中药注射剂的疗效与使用必要性都还有待进一步研究。

此外，外用中成药尚有气雾剂、栓剂、滴鼻剂、滴眼剂、膜剂等，可用于治疗外伤、皮肤及五官科的各种疾病。

中成药的组方

中成药的组方是根据病症,确定立法,选择适当药物并按一定结构配伍而成的,体现着中医辨证论治的思想。了解组方的原则及变化有利于我们辨证、合理地使用中成药。

组方原则

方剂是由药物组成的,在辨证立法的基础上选择适合的药物组合成方。药物的功效各有所长,也各有所偏,通过合理的配伍,增强或改变其原有的功效,调其偏性,制其毒性,消除或缓解药物对人体的不利因素,使各具特性的药物发挥综合作用。中药配合成为方剂能够更好地全面地适应比较复杂的病症,方剂中的药物之间存在着密切的关系,且具有主次之别,前人将这种关系称为"君臣佐使"。

君药:君药又称主药,是针对病因或疾病本证或主证而起主要治疗作用的药物,也是方中不可缺少的最关键的药物,通常也是用量最大的药物。

臣药:臣药又称辅药,通常与主要功效相近,是辅助君药治疗主病或主证的药物;也有臣药是针对兼病或兼证起主要治疗作用的情况。臣药是方中较为主要的药物。

佐药:佐药有三个意义,一是佐助,即配合君、臣药加强治疗作用，或直接治疗次要症状；二是佐制，即消除毒性或制约方中燥烈药的药性；三是反佐，即加入药性与病性相同、防止病势据药的药物。

使药：使药有两种意义，一是引导方中诸药直达病所，即引经药；二是在方中起到调和诸药的作用，一般用量最轻。

复杂方剂中可能不止一味君药，简单方剂中也并不一定四者俱全，应根据辨证立法的需要决定方剂的组成。

组方变化

中药的组方既有严格的规定，又有很大的灵活性。方剂的组成须遵循一定的原则，但在临证时也应随着病情的变化，根据体质的强弱、年龄的大小及时间、地域的不同，予以灵活的加减运用。通常来说，方剂的组成变化主要有以下三种：

一、药味加减的变化

药味增减变化有两种情况，一是佐药的加减，即方剂在主证不变的情况下，可以随其兼夹症的不同而进行药味的加减，加减后功效和适用范围都会相应发生变化。如主治外感风寒表虚证的桂枝汤，对应的临床症状有头痛发热、自汗出、恶风、舌苔薄白等，若患者还兼有气喘，则可以加入厚朴、杏仁，增加降气平喘的功效。另一种是臣药的加减，这种加减改变了方剂的配伍关系，会使方剂的功效发生根本的变化。

如三拗汤,即麻黄汤去桂枝,仍以麻黄为主,但没有桂枝的配合,发汗力较弱,辅以杏仁,可宣肺散寒、止咳平喘。

二、药量加减的变化

药量是标识药力的,药味组成相同的方剂,由于药量的加减,其药力则有大小之分,配伍关系有君臣佐使的改变,从而其功效、主治各有所异,也可以改变其适用范围。由于药量的不同,君药、臣药的地位也会发生改变,侧重的对应症就有所不同。

三、剂型更换的变化

根据病症的需要,同样的方剂与用量,可能会做成不同的剂型,既要适应病情的轻重缓急,又要便于服用和储藏。例如藿香正气散改为藿香正气丸或装入胶囊、桑菊饮改为桑菊感冒片以便于服用和储藏等情况,都说明了中药灵活的组方变化。

中成药的用法与禁忌

中成药的用法和用量直接关系到中成药的药效,了解基本的中成药用量用法知识,根据病情的轻重变化及中成药本身的剂量规定服药,才能取得相应的疗效,更好地缓解和治疗病情。

用量

很多自主服药的患者对加大剂量服用中成药不甚介意,认为中成药药性缓慢,不超量服用就不见效果

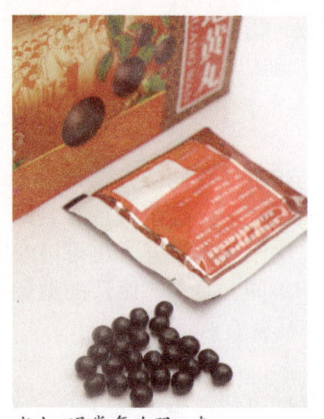

水丸，通常每次服6克。

或认为量大疗效好，这都是错误的认识，其实，中成药的用量是有严格规定的。

一般按照剂型来说，中成药规定用量为大蜜丸（9克重）、中蜜丸（6克重）每次服1丸，小蜜丸（3克重）每次服2丸；水丸每次服6克；颗粒剂（冲剂）每次1袋；口服液每次1支（约10毫升）。在辨证准确无误，按规定剂量不能取得明显疗效的情况下，可酌情增加剂量。

按照药性来说，药性平和的中成药可以根据病症情况适当加服，以取得更好的疗效，但一些药性峻猛、特别是含有毒性成分的中成药用量应当慎重。如含有马钱子的疏风定痛丸、山药丸每次只能服用1丸；由生天南星、生白附子组成的玉真散，每次只能服用1.5克，且不能长期服用，以免药物中毒。

儿童服药应当适当减量。一般情况下，周岁以内的婴幼儿，使用的药量是成人量的1/4；1~3岁的幼儿，使用的药量是成人量的1/3；4~6岁的儿童，使用的药量是成人量的1/2；7~9岁的儿童，使用的药量是成人量的2/3；10岁以上的儿童可以使用成人药量。

在用药过程中，遵循规定药量，不随意增减，才能达到理想的疗效，减少不良反应。

用法

中成药的服用方法也具有规律可循，一般情况下，中成药的服法与其剂型密切相关。

内服药物中，口服液（如双黄连口服液）都可以直接服用；含片（如草珊瑚含片）需要含化，使药物溶于口腔后再缓缓咽下；颗粒剂、冲剂（如感冒清热颗粒）最好使用开水冲服；膏剂（如益母草膏）也需要使用开水冲服，以避免有的过于浓稠的膏剂倒入口中黏喉而引起吞咽困难，但部分膏剂（如川贝枇杷膏）可以直接用汤匙送服；散剂可以用蜂蜜加水调和送服，或装入胶囊吞服，避免直接吞服误入气管导致呛咳；水丸、片剂、胶囊剂则推荐使用温开水送服；大蜜丸可以分作小粒吞服、嚼服或用开水溶化后服用。

外用中成药中，软膏可以直接涂抹于患处；外用膏药（如狗皮膏）则需要加温到半流动状、待温度稍降后再贴于患处，以免烫伤皮肤，

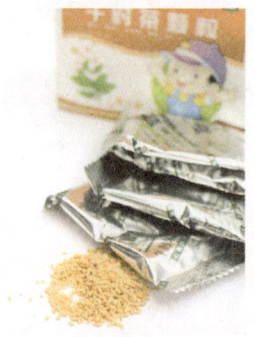

颗粒剂、冲剂，最好使用开水冲服。

并且可以使药物有效成分更利于吸收。通常外用的药效都不可以内服。

为了了解药物反应和疾病转归，在服药后应该密切观察身体情况，以免出现不良反应。通常需要观察生命体征变化（如面色、脉象、体温、血压等）、排泄物（包括大小便、痰液、汗液、妇女经血情况等）及变态反应（常见变态反应如过敏性皮疹、荨麻疹等），一旦出现异常情况，需要及时就医。

服药时间

在服用中成药期间，除用量、用法外，服药时间对疗效也有重要影响。若选择一个最佳服药时间，则可以充分发挥药物的疗效，起到事半功倍的效果。根据历代医家用药经验和现代医学研究发现，不同的中成药由于配方、适应证等区别，服药时间也有所不同。

一般情况下，大部分的内服药都是每日早晚各服一次。根据药物适应证的不同，规律如下：治疗虫积的驱虫药需要在清晨空腹时服用；治疗胃酸过多或胃痛的药物、补益强壮或滋腻碍胃的药物需要在饭前服用；消食药或对胃肠道有刺激性作用的药物需要饭后服用；安神药需要在睡前服用。此外，还有的药只有在疾病发作时才需要服用，比如治疗冠心病的药物、平喘药物等；有的药应该在疾病发作之前服用，起预防效果，比如截疟药需要在发作前两小时服用、调经药需要在临近经期的数日前服用等。根据人群来区分，慢性病患者需要定时服药；急性病不拘时间，需要及时服药；呕吐或吞咽困难的患者需要少量多次的分服药物，等等。

正规的药品说明书中通常都会标注清楚每日1次/2次/3次等，这样的用药时间规定并不是随意为之，而是指这种药物需要间隔24小时/12小时/8小时服用。因此需要合理安排用药时间，尽量保证固定时间用药，才能获得最佳疗效。

此外，一旦漏服药物，如果不是接近下一次服药时间，就要立即补服；如已经接近下一次用药时间，就需要少服一次，通常不宜叠加服药。

饮食禁忌

中成药是由中药组方配成的，因此中成药的饮食宜忌与中药具有一定的共性。一般在服药期间，都需要忌食生冷、寒凉、油腻、腥膻及有刺激性的食物。严格忌口，可以在治疗过程中事半功倍，更利于改善症状。

根据病情的不同，饮食的禁忌也有区别。寒性疾病，需要忌食生冷寒凉的食物、饮料等；热性疾病，需要忌食油腻、辛辣、煎炸的食物；头晕目眩、烦躁易怒之肝阳上亢者，需要忌食辣椒、胡椒、大蒜、白酒等辛热助阳的食物；胸痹患者，要忌食肥肉、动物内脏，并戒烟、忌酒等；消化不良、脾胃虚弱的患者，应忌食油炸黏腻、寒冷坚硬、不易消化的食物；黄疸胁痛的患者，应忌食动物脂肪、辛辣食品及烟、酒；肾病水肿患者，需要忌食盐、碱过多和过度酸辣的刺激性食品；疮疡、皮肤病患者，应忌食鱼、虾、蟹等腥膻发物和辛辣、刺激性食品。

服用中成药期间的饮品也有禁忌，牛奶中含有丰富的钙质，会影响某些药物的吸收，如丹参片、铁制剂等。

此外，服用苦味中成药忌随意加糖。常言道"良药苦口"，苦味本身也可能具有治疗作用，比如有些消化药，是靠苦味来促进胃液分泌，加糖后会降低其刺激作用，反而不利于症状的缓解。糖还会抑制退热药的功效，干扰维生素及矿物质在人体肠道内的消化和吸收，从而影响疾病的治疗。同时，中成药的化学成分复杂，有的含有蛋白质鞣酸，可能与糖发生化学反应，盲目加糖不但影响疗效，还会危害健康。

常用西药应用概述

西药,是相对于中药而言的定义,泛指西医中使用的化学合成或从天然产物中提制而成的药物。西药分为有机化学药品、无机化学药品和生物制品,其成分较为复杂,在自主用药的情况下,需要患者对其成分、作用方式、禁忌等都有深入的了解。

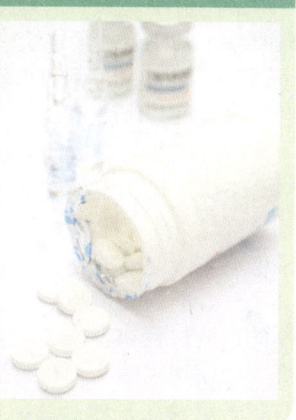

日常购药注意事项

购药时候要选择国家批准经营的正规药店。购药时需要注意以下几个方面:

1. 看准药品的批准文号:不管是处方药品还是非处方药品,都有经国家统一注册的药品批准文号,其格式为"国药准(试)字+字母+8位数字",需要注意不要将"国食健字""卫食健字"的食品、保健食品误当药品购买。

2. 看准功能:很多药品虽然名称相似,但主治的疾病却完全不同，比如"甲巯咪唑"与"地巴唑"等。一定要认清功效，对照症状购买。

3. 不能单凭药名买药：西药种类很多，名称也比较复杂，其中有些药名会引起患者对药品适应证的误解，导致盲目买药，例如止痛片并非百痛皆治，对胃痛、肚子痛就没有作用。

4. 看准药品有效期：超过有效期的药品，因药品成分下降、结构发生变化或者药效消失等原因，不仅疗效降低，还可能危害人体健康，对于超过使用日期、未标明有效期或更改有效期的药品均不可购买。

5. 看准药品包装：为避免药品污染，直接接触药品的包装材料和容器必须经过药品监督管理部门的批准才能使用。因此，在购买药品特别是购买拆零药品时，一定要注意检查药品包装材料和容器是否完整、清洁、规范，是否清楚标注生产批号、适应证和功能主治。切忌购买或服用改换包装的药品，以确保用药的安全有效。

6. 对购药无法把握时，必须向药店坐堂医师或有资质的药师咨询请教，避免购错。购买处方药必须凭医师开具的处方，经药店具有药师以上职称的人员审核后方可购买和使用。

西药的选择原则与使用提示

西药种类繁多、对症精确，更多地了解日常选择和使用西药的注意事项，并借助于阅读药品说明书，清楚了解药性，才能在为自己和家人治疗普通病症时合理用药，达到更好的疗效。

选择原则

西药的选择原则可以归纳为"安全、有效、经济、适宜"，其中最重要的便是"安全"和"有效"，即药物的疗效和不良反应两个方面。

选择西药要注意疗效：选药时需要清楚地阅读药品说明书，了解适应证，做到对症下药。同时，相似的病症，也需要辨证用药，切忌胡乱用药和过度用药。

选择西药要注意副作用：许多人认为，只有假药、质量不合格的药或者用量不当才会引起不良反应和副作用，实际上，许多经过严格审核的西药在正常用法用量下也会在一部分人身上引起不良反应或过敏反应。因此在选择西药的时候，首先需要了解药物的副作用，例如服用秋水仙碱以后可能出现恶心、呕吐和腹泻等，这时候就需要权衡利弊，当用药的必要性高于用药风险的时候，才可以选择这种药物。

选择西药要注意人群：不同的药物对于个体会产生不同的效果，例如，女性对抗抑郁药的代谢会比男性缓慢，因此需要避免使用或者替换用药。

总的来说，选择西药需要综合考虑各种因素，必须在确保安全、无毒、不良反应小的情况下做到治疗有效或者痊愈。

使用提示

一、西药也要注意服药时间

口服西药要取得预期效果,需要严格遵守用药时间:食物存在会降低其生物利用度的药物,如四环素、利福平、异烟肼等,需要空腹食用;复方氢氧化铝、复方铝酸铋(胃必治)等胃黏膜保护药,需要饭前服用;吲哚美辛、呋喃唑酮等会对胃黏膜产生刺激作用的药物需要饭后服用;地西泮、巴比妥等安神药物最好在睡前服用。

二、抗生素不要随意使用

滥用抗生素的危害是多方面的,对细菌来说会产生耐药性,使抗生素的疗效降低。有些抗生素还容易引起毒性反应,长时间使用抗生素可能造成新的感染,甚至导致肾衰竭等严重疾病。对于有慢性病的老年人、免疫功能低下的患者,滥用抗生素可能导致其免疫力进一步下降。因此,尽管抗生素见效快,但依然需要严格掌握用量。

三、注意剂型与服用方式

临床常用的西药根据剂型不同也有不同功效,需要严格遵守其说明书上规定的

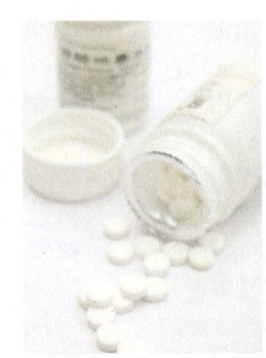

容易引起过敏反应的药物要注意自身过敏记录。

服用方式。典型的例子是不能嚼服或拆开口服肠溶片和肠溶胶囊，因为此类药物多对胃有刺激作用，或需要小肠吸收，拆开服用，就失去了肠溶片与肠溶胶囊外层保护的意义。

四、注意过敏史

容易引起过敏反应的药物为磺胺类、解热镇痛药、催眠镇静药和呋喃类抗菌药物等，过敏反应通常为荨麻疹、红斑、水肿等，需要了解自身过敏记录，避免使用会过敏的药剂。

西药的禁忌

一、西药的配伍禁忌

合并用药是指在患者身上同时或者相继选用两种或两种以上药物，治疗一种或同时存在的多种疾病。对于某些危重疾病来说，多种药物合理联用会有更好效果，但是并非任何情况下都可以随意联用，合用种类越多，药物相互作用导致不良反应的可能性就越大。

通常来说，同类型或功效相似的中药禁合用，如四环素与土霉素、红霉素与青霉素等，联合使用可能导致相互拮抗；药理上，泻药与止泻药、止血药与抗凝血药等都不能同用；酸性药物和碱性药物不能配用，比如阿司匹林不能与碱性药物配用、维生素 C 不能与苯巴比妥钠配用等。

二、西药的药食禁忌

食用西药也需要"忌口"。一般情况下服用西药的禁忌与中药、中成药大致相当,如服药期间忌食生冷、辛辣食物,忌烟、酒等。其他常见的"忌口"有:服用苯巴比妥后不能饮酒;服用治疗抑郁症的硫酸苯乙肼后,不宜食用鸡肝、豆荚、蚕豆等食物;服用硫酸亚铁等铁剂时,忌食茶、花生、葵花子;服用维生素C时,忌食猪肝;服用磺胺类药物时,忌食茶、醋、酸性水果、肉类、禽类等;在服用碳酸氢钠、碳酸钙、氢氧化铝、红霉素等药物时,忌醋或者其他酸性食物;服用四环素、土霉素、美他环素等药物时,不能同时或间隔时间不长饮用牛奶或食用奶制品;服用氨茶碱等茶碱类药物时,忌食牛肉、鸡蛋、奶制品等高蛋白食物;服用抗凝血药物时,应少吃动物内脏等。

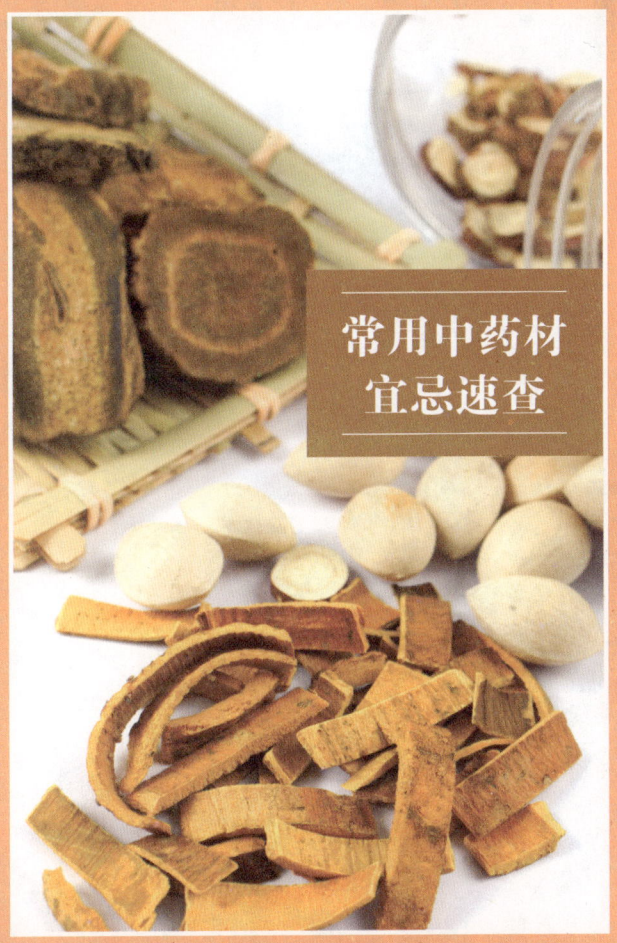

常用中药材
宜忌速查

解表药 >>

麻黄

- 发汗解表
- 宣肺平喘
- 利水消肿

【性味】性温,味辛、微苦。

【归经】归肺、膀胱经。

家庭用药宜忌随身查

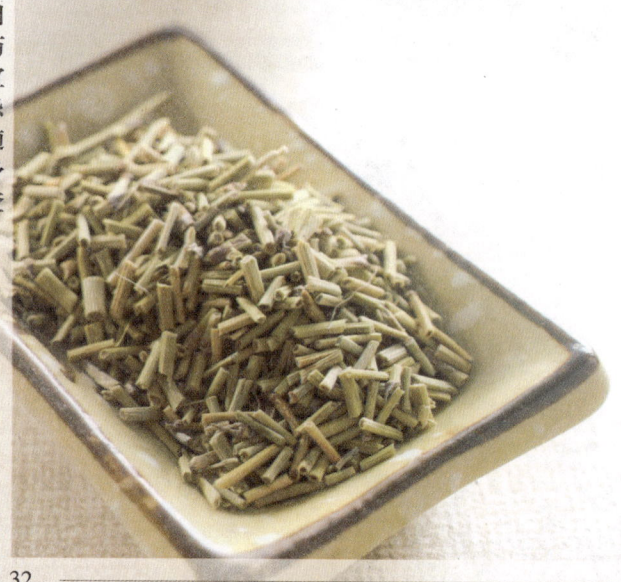

搭配宜忌

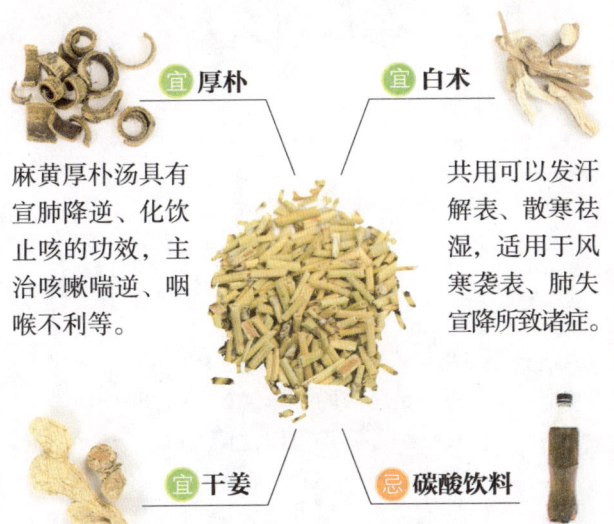

宜 厚朴

麻黄厚朴汤具有宣肺降逆、化饮止咳的功效，主治咳嗽喘逆、咽喉不利等。

宜 白术

共用可以发汗解表、散寒祛湿，适用于风寒袭表、肺失宣降所致诸症。

宜 干姜

共用可增强散寒解表、化饮平喘的功效，适用于外感风寒、内停水饮的咳喘症。

忌 碳酸饮料

碳酸饮料会使胃内消化液呈碱性，影响药物吸收。

用药提示

◎ 凡表虚自汗、阴虚盗汗及肺肾虚喘患者慎用。
◎ 失眠、烦躁者、高血压患者及青光眼患者慎用。

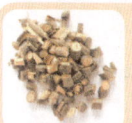

桂枝

◇发汗解肌
◇温通经脉
◇助阳化气

【性味】性温,味辛、甘。
【归经】归心、肺、膀胱经。

搭配宜忌

宜		
	白芍	共用可以治疗外感风寒表虚所致发热、恶寒,营卫不和所致自汗、盗汗,脾胃虚寒所致脘腹疼痛等
	甘草	两者共用能温通心阳,温补心脾,适用于心阳不足所致的心悸气短、自汗脉迟等
	茯苓	桂枝、茯苓共用可以温阳益气、宁心安神,适用于心阳不足所致心悸气短、失眠等
	桃仁	桂枝温通经脉,桃仁活血祛瘀,两者共用可以祛瘀通经,适用于瘀血内阻所致通经、闭经

用药提示

◎ 桂枝辛温助热,容易伤阴动血,凡外感热病、阴虚火旺、血热妄行等症忌用。

◎ 孕妇及月经过多者慎用,否则有可能影响胎儿或者导致妇女崩漏不止。

家庭用药宜忌随身查

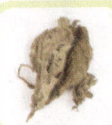

紫苏叶

◇发汗解表
◇行气宽中
◇安胎止痛

【性味】性温，味辛。
【归经】归肺、脾、胃经。

搭配宜忌

宜		
	杏仁	紫苏能宣肺化痰、杏仁能止咳平喘，两者配伍可以用于风寒或凉燥犯肺所致的恶寒头疼、咳嗽痰稀等
	陈皮	紫苏叶与陈皮可以共同入药，具有理气、燥湿、化痰的功效，能治疗痰湿咳嗽，又可以行气宽中除胀，缓解脘腹胀痛
	黄连	紫苏性温，与性凉的黄连配伍，可以和中止呕，适用于湿热余邪留于脾胃所致的呕吐
	砂仁	砂仁也具有安胎止痛的功能，其功效与紫苏相近，两者可以合用入药，具有理气和中、安胎的功效

用药提示

◎ 凡外感风热、温热、火热内炽、阴虚火旺、血虚、血热等症不宜单味或大量久服紫苏叶。

◎ 体虚乏力、气短者忌单味或大量久服紫苏叶。

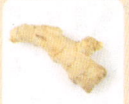

生姜

◇发汗解表
◇温中止呕
◇温肺止咳

【性味】性微温,味辛。
【归经】归肺、脾、胃经。

搭配宜忌

宜	白萝卜	生姜和白萝卜都能温中止呕,两者可以打成汁同饮,有化痰散结、降气和胃的功效,可以用于治疗小儿咳喘
	大枣	生姜和大枣都具有理气药中、调补脾胃的作用,两者搭配可以治疗体虚外感风寒或脾胃内伤
	白蜜	生姜榨汁与白蜜同服,可以辛润开结通降,用于治疗噎嗝、胸脘痞塞等症
忌	白酒	生姜与白酒不宜大量同服,否则容易导致胃脘胀痛
	牛肉	牛肉配生姜烹调食用,易使人发热动火,以致引起牙龈肿痛、口疮等症

用药提示

◎ 生姜会助火伤阴,因此阴虚火旺、目赤内热,或患有痈肿疮疖、肺炎、肺脓肿、肺结核、胃溃疡、胆囊炎、肾盂肾炎、糖尿病等症者都不宜长期食用生姜。

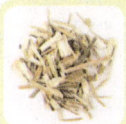

荆芥

◇ 祛风解表
◇ 透疹消疮
◇ 理血止血

【性味】性微温，味辛。
【归经】归肺、肝经。

搭配宜忌

宜		
	阿胶	阿胶擅养血，与荆芥配伍使用具有养血疏风止血的功效，适用于风邪入血所致的痔血、肠风下血及崩漏
	阿司匹林	研究表明，荆芥可明显对抗醋酸所致的炎症，与阿司匹林合用可以增强抗炎镇痛的作用
	防风	防风与荆芥都性温而不燥热，两者同用可以祛风发汗，同时相比于其他配伍形式，药性不燥烈，适用于四时感冒
忌	驴肉	根据医家记载，荆芥与驴肉同食会引起不良反应，有害人体健康。此外荆芥也忌无鳞鱼

用药提示

◎ 荆芥煎服时用量宜在 4.5~9 克之间，不宜久煎，用量过多容易导致呕吐。

◎ 个别患者会对荆芥产生过敏反应，出现胸闷、腹痛、皮肤潮红等症状。

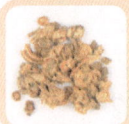

防风

◇ 发表散风
◇ 胜湿止痛
◇ 止痉止泻

【性味】性微温,味辛、甘。
【归经】归膀胱、肝、脾经。

搭配宜忌

宜		
	白术	两者共用可益气健脾、除湿升清以达到止泻效果,适用于脾虚湿盛、清阳不升所致泄泻
	苍术	防风祛风解表、苍术发汗祛湿,两者共用可以治疗风寒挟湿、风寒湿痹等症
	秦艽	防风与秦艽共用,祛风湿、止痹痛的能力会增强,同时适用于风寒与风热,既能祛风活络,还适用于外感风邪所致的口眼歪斜、半身不遂等
忌	花椒	花椒性燥烈,通常不宜与同为热性、温性的中药同服防风与花椒同食,会改变药性,使之燥烈伤身

用药提示

◎ 防风药性偏温,故阴血亏虚、热病动风者不宜食用。
◎ 使用防风时要注意控制剂量,用量过大可能引起出汗过多、口渴伤津等症状。
◎ 服用防风期间忌烟、酒、辛辣食品。

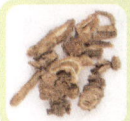

羌活

◇ 解表祛风
◇ 温通散寒
◇ 胜湿止痛

【性味】性温,味辛、苦。
【归经】归膀胱、肾经。

搭配宜忌

宜		
	川芎	羌活与川芎共用,适用于外感风寒挟湿所致的感冒、头身疼痛明显者,以及风寒湿痹、肢节疼痛
	桂枝	桂枝与羌活功效相似,两者可以共同配伍使用,具有祛风解表、散寒止痛的功效,且合用疗效更佳,适用于风寒发热、头疼身重等
	黄连	黄连可以宣泄清解,两者共用对风热头疼、发热、咽喉红肿等症均有很好疗效
	五加皮	羌活与五加皮共用可以祛风湿、强筋骨,适用于风湿痹证日久不愈及产后受风、关节疼痛

用药提示

◎ 外感风热、火热内炽、阴血亏虚、血虚痹痛者慎用。
◎ 用量过多容易导致呕吐,脾胃虚弱者不宜单味大量服用。脂溢性皮炎患者忌用。

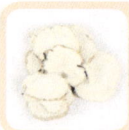

白芷

◇通窍止痛
◇解表散风
◇消肿排脓

【性味】性温,味辛。
【归经】归肺、胃、大肠经。

搭配宜忌

宜

川芎	川芎与白芷共用可以祛风寒、通气血,具有止痛补髓的功效,适用于外感风寒、头疼明显的患者
大米	大米和白芷可以同煮成粥,白芷粥能散风解表、祛风止痛,可以用于风寒头痛、鼻塞齿痛、鼻涕长流等症患者的食疗
车前子	白芷能燥湿止带,与车前子配伍可以清利湿热,化浊止带,适用于带下黄稠、阴阳肿胀
桔梗	白芷与桔梗均有排脓作用,两者并用效果更优,可以消肿排脓,适用于疮疡脓成不破者

用药提示

○ 白芷辛香温燥,阴虚血热者忌服。
○ 由于上火导致呕吐者禁服。
○ 漏下赤白、阴虚火炽、血热所致者勿用。

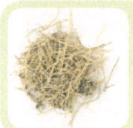

细辛

◇祛风散寒
◇通窍止痛
◇温肺化饮

【性味】性温,味辛。
【归经】归心、肺、肾经。

搭配宜忌

宜		
	石膏	两者配用,清热而不郁遏、发散而不助热,清泻胃火、止痛,尤其适用于胃火上炎导致的牙痛
	附子	附子与细辛共用可以温通宣散、补火助阳、散寒止痛、蠲痰化饮,适用于阳虚阴盛所致胸痹心痛、咳喘等
	通草	两者配伍,有通经活络、散寒止痛、通气下乳的功效,适用于寒凝脉络所致手足厥冷、乳汁不下、冻疮痛、痛经等
忌	藜芦	细辛与藜芦共用会相互抵消药效,并且产生药物毒性,对人体造成损伤,不能合并使用

用药提示

◎ 肺燥干咳、阴虚阳亢头痛患者禁用细辛。
◎ 溃疡病患者、痤疮患者、脂溢性皮炎患者忌用。
◎ 老年人、婴幼儿、孕妇及肝功能不全者不宜单味长期服用。

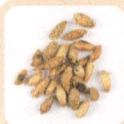

苍耳子

◇散风寒
◇通鼻窍
◇止痹痛

【性味】性温,味辛、苦,有小毒。
【归经】归肺经。

搭配宜忌

宜	威灵仙	两者配伍可以使祛风湿、通经络、止痹痛的能力更强,常用于关节不利、四肢拘挛等风湿症
	麻黄	苍耳子与麻黄均能发散风寒、宣通鼻窍,两者配伍,常用于治疗风寒感冒、鼻塞流涕、鼻渊头痛等症
	马肉、猪头肉	苍耳子与马肉同用会引起身体不适,苍耳子与猪头肉同用,一旦触犯风邪,则会遍身发出赤丹
忌	大米	根据医家记载,苍耳子与大米同食可能会引发心痛、发汗等不适症状,不利于人体健康,应避免共同食用

用药提示

◎ 血虚头痛者不宜服用。
◎ 苍耳子有小毒,不宜过量久服。
◎ 苍耳子鲜品较干品毒性大,嫩品较老品毒性大。

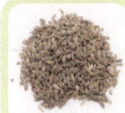

牛蒡子

◇ 疏散风热
◇ 透疹止痒
◇ 解毒散肿

【性味】性寒，味辛、苦。
【归经】归肺、胃经。

搭配宜忌

宜		
	山药	两者合用，清化痰浊而不伤正，补脾益肺而不滞痰，可以治疗久咳不愈、咳痰不畅且体质较弱者
	桔梗	牛蒡子与桔梗合用具有疏散风热、宣肺利咽、祛痰止咳等功效，常用于外感风热、咽喉肿痛、咳嗽、痰出不爽
	连翘	连翘能疏散风热、清热解毒，且两者合用消痛散结效力更强，常用于风热感冒、咽喉肿痛、痈肿疮疡
	白芷	两者配伍可解毒消肿排脓，多用于治疗疮痈肿痛、脓成不溃，此外也多与金银花同用

用药提示

◎ 牛蒡子性寒，滑肠通便、气虚便溏者慎用。
◎ 痈疽已溃、脓水清稀、痘症虚寒者忌服。
◎ 孕妇请遵医嘱。

常用中药材宜忌速查

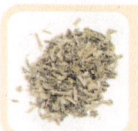

薄荷

◇ 疏风散热
◇ 清喉利咽
◇ 疏肝解郁

【性味】性凉,味辛。
【归经】归肺、肝经。

搭配宜忌

宜	菊花	薄荷与菊花同用可以加强疏散头部郁热的功效,常用于治外感风热或肝火上炎所致的头疼头晕、目赤肿痛等
	柴胡	发汗解表、疏肝行气,治疗外感发热、热郁于表,发热恶寒,无汗,肝气郁结所致胸胁胀痛等
	桔梗	桔梗能疏风散热,与薄荷共用具有散风热、利咽喉的功效,常用于治疗风热上壅所致的咽喉肿痛
忌	鳖肉	薄荷与鳖肉的性味、功能都相反,如果同服不仅会抵消药效,还有可能损害到身体健康

用药提示

◎ 薄荷芳香辛散,发汗耗气,故体虚多汗者不宜使用。
◎ 凡外感风寒、内伤生冷、脾胃虚寒、肾阳衰竭等症患者不宜长期大量服用。

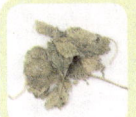

桑叶

◇ 疏风散热
◇ 清肺润燥
◇ 平肝明目

【性味】性寒，味甘、苦。
【归经】归肺、肝经。

搭配宜忌

宜	菊花	桑叶与菊花同用可以治疗肝火上升、温病初起的头疼眩晕，风热上攻或肝火上炎的目赤肿痛
	黑芝麻	桑叶清肝明目治标，黑芝麻补肝益肾治本，两者合用，滋阴明目，适用于肝肾不足所致头晕眼花
	枇杷叶	两者配伍可以宣降肺气、化痰止咳，常用于治疗风热燥火犯肺、宣降失职所致的咳喘、痰出不爽等
忌	钙制剂	钙制剂会与桑叶中的黄酮类物质起反应形成络合物，影响药物有效成分的吸收，不利于症状的缓解

用药提示

◎ 桑叶性寒，凡外感风寒而内无实热、脾胃虚寒者不宜长期服用。大便溏泄症患者不宜长期大量服用。
◎ 用药期间应避免食用辛辣食品。

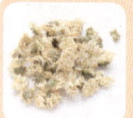

菊花

◇ 疏风散热
◇ 平肝明目
◇ 清热解毒

【性味】性微寒,味辛、甘、苦。
【归经】归肺、肝经。

搭配宜忌

宜	枸杞子	两者配伍既能滋补肝肾,又能清热去火,有补下清上的功效,主治肝肾不足、虚火上扰所致头晕眼花
	金银花	金银花与菊花常合并入药,两者配合使用,清热解毒功效更佳,主治风热感冒,温病初起,疔疮肿毒
	胡萝卜	菊花和胡萝卜共同食用,既可以清热疏风,又可以养肝明目,是对身体非常有好处的食疗配伍
忌	芹菜	菊花与芹菜大量同食有可能引起呕吐,应尽量避免两者同时食用

用药提示

◎ 菊花具有扩张冠脉、增加冠脉流量、降血压的作用,因此低血压患者不宜长期大量食用。

◎ 菊花性微寒,脾胃虚寒腹泻者不宜经常食用。

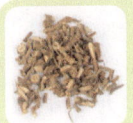

柴胡

◇ 和解退热
◇ 疏肝解郁
◇ 升举阳气

【性味】性微寒，味苦、辛。
【归经】归肝、胆经。

🏥 搭配宜忌

宜	白芍	两者合用可以疏肝理气、和血止痛，常用于治疗肝气郁结、气血不和所致胸胁脘腹疼痛、月经不调等
	桂枝	柴胡与桂枝合用，解表退热功效更强，可用于外感发热及治疗肝胃不和所致脘腹胀痛、恶心呕吐
	羌活	共用可以解肌退热、祛风胜湿止痛，主治脾虚湿盛所致的头身困重、肢体酸痛等
忌	维生素C	柴胡含有苷类成分，维生素C是酸性药物，同服会使苷类分解为苷元和糖，从而导致柴胡失去疗效

💊 用药提示

◎ 柴胡其性升散，阴虚阳亢、肝风内动、阴虚火旺及气机上逆者慎用或忌用。

◎ 阴虚病人服用柴胡应与白芍或花粉相配，具体需遵医嘱。

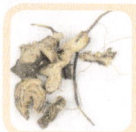

升麻

◇ 发表透疹
◇ 清热解毒
◇ 升举阳气

【性味】性微寒,味辛、微甘。
【归经】归肺、脾、胃、大肠经。

搭配宜忌

宜

柴胡	两药配伍能升阳举陷、泻火解毒,治疗中气下陷所致久痢脱肛、子宫脱垂及头面丹毒、火毒肿痛等
桔梗	两者配伍可以升发清阳,常用于治疗清气下陷所致的短气懒言、泄泻不止、脱肛漏下等
石膏	升麻清热解毒,石膏清泻胃热,两者同用可治疗胃火亢盛所致的头痛、牙痛、口舌生疮等
白芷	升麻和白芷配伍可以上行疏散,祛风清热止痛的功效更强,多用于治疗阳明经头面诸痛

用药提示

◎ 阴虚火旺、阴虚阳亢者、喘满气逆者及麻疹已透者忌服。

◎ 升麻服用过量可能产生头晕、震颤、四肢拘挛等症,因此要注意用量,不宜单味常服。

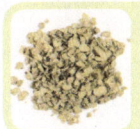

浮萍

◇ 发汗解表
◇ 透疹止痒
◇ 利水消肿

【性味】性寒，味辛。
【归经】归肺经。

🔸 搭配宜忌

宜

薄荷	浮萍与薄荷配伍，具有疏散风热、透疹的功效，适用于风热感冒、发热无汗及麻疹初起、透发不畅
防风	浮萍与防风配合食用，可以治疗风疹瘙痒，此方中还可以加入荆芥，疗效更为显著
麻黄	浮萍与麻黄均有发汗解表、利水消肿的功效，两者可以配合治疗风寒感冒，也可治疗水肿兼有表证者
生姜	古方中记载，将浮萍与生姜一并捣烂，调入蜂蜜搅成汁服用，此方可以用于治疗吐血不止

🔸 用药提示

◎ 浮萍发汗解表，因此体弱多汗、表虚自汗者不宜使用。
◎ 浮萍可以外用，煎汤浸洗，治疗风疹等症。
◎ 血虚肤燥、气虚风痛者忌用。

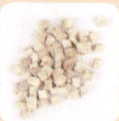

葛根

◇解肌退热
◇透发麻疹
◇升阳止泻

【性味】性凉，味辛、甘。
【归经】归脾、胃经。

搭配宜忌

宜		
	升麻	葛根配合升麻，轻扬升散，通行肌表内外，发表散邪、透发毒疹，主治麻疹初起、发热恶寒等
	麻黄	两者配合既能发汗解表退热，又能舒缓筋脉除痹，适用于治疗外感风寒所致发热恶寒、无汗、项背拘急疼痛
	利舍平	葛根能直接扩张血管，具有明显的降压作用，且不影响利舍平的药性，两者可以协同降压
	黄连	葛根配合黄连，清热燥湿、止泻痢的效力更强，适用于治疗湿热内蕴大肠所致的泄泻、痢疾

用药提示

◎ 脾胃虚寒、体虚自汗者慎用或忌用葛根。
◎ 葛根具有解酒毒的功效，但使用过量有可能引起心律失常，需要注意用量。

清热药 >>

知母

- 清热泻火
- 滋阴润燥

【性味】性寒，味苦、甘。
【归经】归肺、胃、肾经。

搭配宜忌

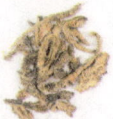

宜 黄连

共用可泻心胃实热，清火不伤阴，适用于肺胃火热亢盛之咳嗽痰多、口臭牙痛等症。

宜 黄柏

滋阴润燥、泻火解毒除湿，尤其可以清下焦虚热，适用于阴虚火旺所致潮热盗汗、下焦湿热所致小便短赤等。

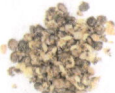

宜 酸枣仁

两者合用可养心阴、益肝血、安神定志，适用于阴虚有热、虚烦不寐等。

忌 维生素C

合用会使维生素C分解，降低药效。

用药提示

◎ 知母性寒质润，有滑肠之弊，脾虚便溏者和孕妇不宜使用。

◎ 知母具有抑制血小板聚集的抗凝血作用，因此出血性疾病患者不宜长期大量服用。

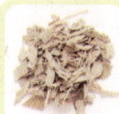

淡竹叶

◇ 清热泻火
◇ 利尿通淋
◇ 生津止渴

【性味】性寒,味甘、淡。
【归经】归心、胃、小肠经。

搭配宜忌

宜

大米	淡竹叶配合大米煮粥,可以作为热病烦渴、口舌生疮等症的对症药膳,有辅助治疗的功效
益母草	淡竹叶可以清心除烦,通利小便能力较强,配合益母草可以辅助治疗水肿、尿少及黄疸尿赤等症
栀子	淡竹叶与栀子均能清热除烦、利湿,两者合用则功效更强,适用于口疮尿赤、热淋涩痛等症
石膏	淡竹叶具有清心泄热的功效,石膏则擅长除烦止渴,两者配伍适用于舌红少苔、身倦无力、烦热口渴者

用药提示

◎ 淡竹叶利尿通淋,因此小儿遗尿者忌多量久服。
◎ 淡竹叶具有升高血糖的作用,故糖尿病患者应忌服。
◎ 无实火、湿热者慎服。

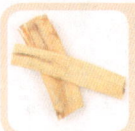

芦根

◇ 清热泻火
◇ 除烦利尿
◇ 生津止呕

【性味】性寒,味甘、淡。
【归经】归心、胃、小肠经。

搭配宜忌

白茅根	白茅根与芦根配伍入药,清热而不伤阳,生津而不恋邪,适用于热病津伤口渴、肺热阴亏咳喘、胃热气逆、伏热尿血等
薏米	薏米能利尿除湿,芦根与薏米同用,具有利湿排脓、清热消痈的功效,适用于肺痈咳嗽吐脓痰者
葛根	葛根与芦根配伍使用能使生津止渴、清热除烦的功效更佳,适用于春季降燥
绿豆	芦根绿豆制粥,可以和胃止呕、利尿解毒,适用于小便赤涩、湿热呕吐及热病烦渴,可解河豚或其他鱼蟹中毒

用药提示

○ 芦根性寒,故脾胃虚寒者忌服。
○ 芦根有降血压、降血糖的功效,因此,低血压、低血糖患者忌单味久服。

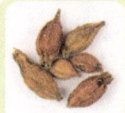

栀子

◇ 泻火除烦
◇ 凉血止血
◇ 清热利湿

【性味】性寒,味苦。
【归经】归心、肺、胃、三焦经。

搭配宜忌

宜	黄芩	合用能清三焦、泻肺热,适用于肺热所致发热烦渴、咳嗽痰黄等,湿热黄疸、肝经郁热所致月经过多、胎动不安等
	牡丹皮	栀子与牡丹皮合用可以气血同治,具有较好的清泻肝经之热的作用,适用于各种肝经症候如头痛目赤、月经不调等
忌	黄柏	栀子与黄柏一并煎煮容易发生沉淀,因此在制备注射液的时候不宜同时使用
	阿托品、普萘洛尔	栀子具有降血压的作用,这两种药品会抑制栀子的降血压作用,降低治疗效果

用药提示

◎ 栀子苦寒伤胃,脾虚便溏者不宜使用。
◎ 栀子煎剂有降血压作用,低血压患者不宜长期久服;同时临床有过敏例证,要注意用量。

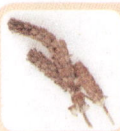

夏枯草

◇清肝明目
◇清热泻火
◇散结消肿

【性味】性寒,味辛、苦。
【归经】归肝、胆经。

搭配宜忌

宜	石决明	石决明与夏枯草配合,具有平肝潜阳、清肝泻热的功效,适用于肝阳上亢或肝火上炎等症
	猪肉	夏枯草与猪瘦肉配合煲汤作为食疗,可以改善消渴、烦热、咳嗽、营养不良、身体衰弱等症状
	浙贝母	浙贝母与夏枯草合用能清热解毒、化痰散结的作用更强,适用于痰热郁结所致瘰疬、瘿瘤、痰核
忌	螺内酯	夏枯草中钾含量较高,如果与保钾利尿的螺内酯等药品合用,有可能引起高血钾及副作用

用药提示

◎ 夏枯草性寒,脾胃寒弱者慎用。

◎ 夏枯草具有收缩子宫平滑肌的作用,因此孕妇或有先兆流产者忌大量内服。

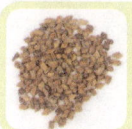

决明子

◇ 清肝明目
◇ 润肠通便
◇ 降脂降压

【性味】性微寒,味甘、苦、咸。
【归经】归肝、肾、大肠经。

搭配宜忌

宜	石决明	两药共用能平肝清火、养肝潜阳,适用于肝火上炎所致目赤肿痛、畏光多泪、头胀头痛,肝阴亏虚、肝阳上亢所致头晕目眩、视物昏花、眼睛干涩等
	大米	决明子与大米可以熬粥作为药膳,适用于肝火上炎、目赤肿痛、高血压、高血脂及便秘
	海带	决明子与海带同煮汤入药膳,可以降血压、降血脂,适用于高血压、高脂血症,也可作为减肥药膳
	蜂蜜	决明子具有润肠通便的功效,可以单味泡水代茶饮,与蜂蜜配伍可以加强通便功效,用于热结便秘

用药提示

◎ 决明子性微寒,气虚便溏、脾胃虚寒者不宜食用。
◎ 决明子不宜长期服用。月经不调、痛经女性慎服。

常用中药材宜忌速查

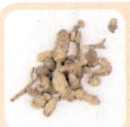

黄芩

◇清热燥湿
◇泻火解毒
◇凉血止血

【性味】性寒，味苦。
【归经】归肺、胆、脾、胃、大肠、小肠经。

搭配宜忌

宜	黄连	共用则清热燥湿、泻火解毒作用更强，适用于中焦、上焦火热炽盛所致高热头疼、目赤肿痛、口舌生疮及湿热泄泻等症
	砂仁	黄芩与砂仁配用，能清热顺气安胎，适用于胎热上冲、气机不调之胎动不安、妊娠恶阻
忌	山豆根	黄芩与山豆根一同煎煮容易生成沉淀，影响药效，降低治疗效果，不利于病状地减缓，因此不宜配合使用
	维生素C	黄芩中主要的有效成分为黄酮类化合物，与维生素C同服会分解，降低黄芩的药效

用药提示

◎ 脾胃虚寒、食少便溏者忌用。
◎ 研究表明，黄芩有轻微的提升血糖作用，因此糖尿病患者不宜长期大量服用。

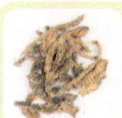

黄连

◇泻火解毒
◇清热燥湿
◇抗炎镇痛

【性味】性寒，味苦。
【归经】归心、脾、胃、胆、大肠经。

搭配宜忌

宜	半夏	两者配伍能清热化痰，适用于痰热互结、气机失畅之胸腹闷胀、心下痞满、呕吐呃逆、湿热痰浊等
	大黄	大黄与黄连配合服用，可下结除滞、涤肠通便，适用于胃肠湿热火毒壅滞所致腹痛下痢，湿热火毒上炎之目赤肿痛等
	芹菜	黄连与芹菜一并煎服，日常服用可以提高人体免疫力，加量服用对胃热呕吐有较好的缓解作用
忌	浓茶	茶叶中含有大量的鞣质，黄连与浓茶同服会降低药效，影响吸收，不利于症状的缓解

用药提示

◎ 黄连大苦大寒，脾胃虚寒、阴虚津伤者忌用或慎用。
◎ 黄连具有降血糖作用以及兴奋子宫平滑肌的作用，故低血糖患者和孕妇忌长期单味服用。

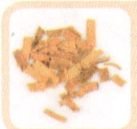

黄柏

◇清热燥湿
◇泻火解毒
◇退热除湿

【性味】性寒,味苦。
【归经】归肾、膀胱、大肠经。

搭配宜忌

宜		
	绿豆	黄柏与绿豆配伍煮粥入药膳,可以清热利湿、泻火解毒,适用于湿热下注之脱肛肿痛者
	苍术	苍术性温,与黄柏相配,清热而不损阳,适用于热痹,湿热下注之筋骨肿痛、下肢痿软、湿热带下及湿疹等
	细辛	黄连与细辛相配,能泻相火、清湿热,适用于尿频尿急而排尿不畅、尿路疼痛等症患者
忌	洋地黄类强心苷	洋地黄类药物与黄柏同服有可能导致血液中强心苷的浓度升高,发生强心苷中毒

用药提示

◎ 黄柏性寒,脾虚泄泻、胃弱食少者忌服。
◎ 黄柏有降低血糖的作用,低血糖患者忌长期单味服用。老年人、孕妇应遵医嘱服用。

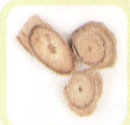

苦参

◇清热燥湿
◇利尿
◇杀虫

【性味】性寒，味苦。
【归经】归心、肝、胃、大肠、膀胱经。

搭配宜忌

宜		
	荆芥	苦参能清热燥湿、杀虫止痒，荆芥可以透疹消疮，两者配伍煎水外用可以治疗风疹瘙痒等病症
	生地黄	苦参与生地黄可以配伍使用，用于治疗湿热便血、痔漏出血、肠风下血、酒毒下血等症
	车前子	苦参清热利尿，车前子渗湿止泻，两者合用则功效更为显著，可治湿热蕴结之小便不利、灼热涩痛等症
忌	藜芦	藜芦中所含有的生物碱类成分具有轻微毒性，与苦参合用会增大有毒成分溶出率，危害人体健康

用药提示

◎ 苦参性寒，脾胃虚弱、阴虚津伤者忌用。
◎ 苦参具有明显降压作用，故低血压病患不能长期单味服用。幼儿如需服用请遵医嘱。

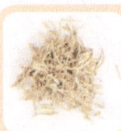

金银花

◇ 清热解毒
◇ 疏风散热
◇ 凉血止痢

【性味】性寒，味甘。
【归经】归肺、心、胃经。

搭配宜忌

宜		
	连翘	金银花与连翘均有清热解毒的作用，合用既能透热解表，又能疏通气血、消肿散结，适用于外感风热或温病初起，疮疡痈疖，风热感冒所致咽喉肿痛、目赤流泪等
	黄芪	金银花与黄芪合用可以解毒消肿、托疮生肌，适用于气虚体弱、患有痈肿的患者
	大青叶	大青叶具有清热解毒、泻火凉血的功效，与金银花配伍使用可治疗疮疡肿毒之发热及败血症
	野菊花	金银花与野菊花一并泡水代茶饮，对丹毒初起、胃火牙痛患者具有很好的食疗效果

用药提示

◎ 金银花性寒，脾胃虚寒及气虚疮疡脓清者忌用。
◎ 凡外感风寒、内伤生冷、肾阳虚衰者不宜单味久服金银花。孕妇需遵医嘱。

家庭用药宜忌随身查

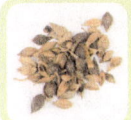

连翘

◇清热解毒
◇消肿散结
◇清心利尿

【性味】性微寒,味苦。
【归经】归肺、心、胆经。

搭配宜忌

宜		
	浙贝母	浙贝母与连翘配合使用具有清热泻火化痰、消肿软坚散结的功效,适用于痰火郁结之瘰疬痰核、痰热咳喘
	白茅根	连翘与白茅根皆有清心利尿的功效,合用可以治疗湿热壅滞所致小便不利或淋沥涩痛等症
	荆芥、防风	连翘与荆芥、防风可以一并煎水代茶饮,适用于肾经风热、两耳肿痛及胆热移脑之鼻渊等症
	薄荷、金银花	连翘与薄荷、金银花等煎水代茶饮,能疏风祛邪、清热解毒,适用于牙龈肿痛、口渴舌红等症

用药提示

○ 连翘性微寒,凡脾胃虚寒及气虚疮疡脓清者不宜食用。
○ 连翘具有利尿作用,夜尿频多、肾功能不全者及儿童不宜长期单味服用。

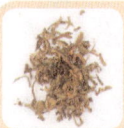

蒲公英

◇ 清热解毒
◇ 利尿通淋
◇ 消肿散结

【性味】性寒,味苦、甘。
【归经】归肝、胃经。

搭配宜忌

宜	夏枯草	配伍适用于肝胆热毒、湿热郁结之黄疸、胁肋疼痛,肝经实火、热毒内蕴之咽喉肿痛,火热邪毒郁结所致瘰疬痰核等
	绿豆	蒲公英与绿豆配伍具有清热解毒、利尿消肿的功效,可用于辅助治疗尿路感染、小便不利
忌	麻黄	蒲公英与麻黄共同煎煮容易产生浑浊与沉淀物,同用会影响药物有效成分在人体的吸收,尤其不适宜作为注射液使用
	磺胺类药物	蒲公英中的有机酸成分容易引起磺胺类药物在尿中形成结晶,增加肾脏负担

用药提示

◎ 蒲公英性寒,脾胃虚寒者不宜单味久服。

◎ 蒲公英用量过大可致腹泻,因此要控制用量,煎服9~15克即可。

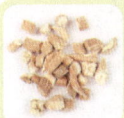

板蓝根

◇ 清热解毒
◇ 凉血利咽
◇ 消肿

【性味】性寒，味苦。
【归经】归心、胃经。

搭配宜忌

宜		
	山豆根	两者均有清热解毒、利咽作用，合用可以增强药效，适用于热毒内蕴之咽喉肿痛
	大青叶	板蓝根与大青叶均具有清热解毒的功效，两者合用则效力更为强劲，可以消炎利咽，对上呼吸道感染有很好的疗效

忌		
	绿豆	板蓝根与绿豆同为寒性食物，两者同食容易引起腹泻症状，脾胃虚寒者尤其要注意
	黄瓜	黄瓜与板蓝根同属寒性食物，同食寒上加寒，会刺激胃肠道，引起腹泻；脾胃功能较弱者在服板蓝根时更应注意避免食用黄瓜

用药提示

◎ 板蓝根性寒，脾胃虚寒、体虚无实火热毒者不宜服用。儿童应避免长期久服板蓝根。
◎ 在服用板蓝根期间应忌食辛辣、生冷食物。

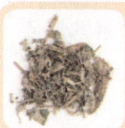

鱼腥草

◇ 清热解毒
◇ 消痈排脓
◇ 利尿通淋

【性味】性微寒，味辛。
【归经】归肺经。

搭配宜忌

宜		
	桑白皮	鱼腥草与桑白皮合用既能清解肺中邪热郁毒、排脓消痈，又可降气平喘，适用于邪热壅肺之喘咳、肺痈等
	蚤休	鱼腥草与蚤休均有清热解毒的功效，两者配伍使用则消肿排脓作用明显增强，适用于痈肿疮毒之症
	车前子	鱼腥草利尿通淋，车前子渗湿止泻，两者配伍使用可用于外邪入侵、湿热内盛所致热淋等症
	桔梗	鱼腥草与桔梗配伍使用具有宣肺祛痰、宽胸理气、破积排脓的功效，可以用于治疗肺痈、肺热咳嗽脓血等症

用药提示

◎ 鱼腥草中含有挥发油成分，煎煮时间不宜过久，否则容易影响药效，不利于症状减轻。

◎ 鱼腥草性微寒，虚寒证及阴性疮疡忌服。

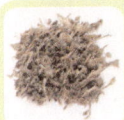

马齿苋

◇清热解毒
◇凉血止血
◇止痢

【性味】性寒,味酸。
【归经】归肝、大肠经。

搭配宜忌

宜	羌活	马齿苋与羌活均有抑制结核分枝杆菌的作用,可以宣散郁火、清热解毒,适用于痰火郁结之瘰疬
	黄连	马齿苋清泄不伤正,黄连清热燥湿,两者相配则清热止痢的功效更显著,常用于治疗湿热痢疾、下痢脓血等症
	白茅根	白茅根与马齿苋同用,清热凉血通淋的功效增强,适用于治疗湿热蕴结膀胱所致小便涩痛带血等
忌	螺内酯	马齿苋中含有大量钾盐,如果同时使用螺内酯类保钾利尿药品有可能导致高血钾及相关副作用

用药提示

◎ 马齿苋性寒,脾胃虚寒、肠滑作泄者忌服。
◎ 马齿苋具有升高血压、收缩子宫等作用,因此高血压患者和孕妇应当慎服。

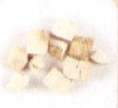

土芡苓

◇ 解毒
◇ 除湿
◇ 通利关节

【性味】性平，味甘、淡。
【归经】归肝、胃经。

搭配宜忌

宜	川芎	土芡苓与川芎配用可以升清降浊、活血行气、清热除湿，适用于治疗肝郁湿热所致的头痛等症
	萆薢	土芡苓与萆薢均具有祛风利湿、解毒利关节的功效，适用于风湿热痹证，筋骨疼痛、屈伸不利者
	蒲公英	土芡苓与蒲公英配伍具有清热解毒、调气疏肝、燥湿止带的功效，适用于肝郁湿热、发热、周身不适等
忌	浓茶	茶叶中含有鞣酸，在服用土芡苓期间同时饮用浓茶会影响土芡苓中有效成分的吸收，降低疗效

用药提示

◎ 肝肾阴虚者慎服土芡苓。剂量应控制在15~60克，不宜过度使用。
◎ 煎煮土芡苓的时候应避免使用铁器锅具。

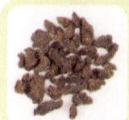

生地黄

◇ 清热
◇ 生津滋阴
◇ 养血

【性味】 性寒，味甘、苦。
【归经】 归心、肝、肾经。

搭配宜忌

宜

| 山药 | 生地黄可以与山药一并炖煮入药膳，不仅滋阴养胃，还有利尿消肿、增强人体免疫力的作用 |
| 玄参 | 两者合用则清热凉血、养阴生津的功效加倍，适用于热入血分之吐血发热、大便秘结、咽喉肿痛，也可用于消渴症 |

忌

| 萝卜 | 萝卜中含有多种酶类，生地黄中含有梓醇，梓醇与酶相遇会发生分解，从而影响生地黄的药效 |
| 动物血 | 动物血含复杂有机成分，与生地黄中一些生物活性物质相遇易发生不良化学反应，危害人体健康 |

用药提示

◎ 生地黄性寒而滞，脾虚湿滞、腹满便溏者不宜食用。
◎ 胸闷多痰者忌服。
◎ 生地黄性寒，阳虚体质者慎服。

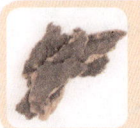

玄参

◇清热解毒
◇滋阴降火
◇凉血

【性味】性微寒,味甘、苦、咸。
【归经】归肺、胃、肾经。

搭配宜忌

宜	苍术	苍术与玄参配伍刚柔相济、润燥相兼,能益脾气、敛脾精、止淋浊,适用于中气虚弱、下元不固之尿浊膏淋
	板蓝根	两者合用则解毒利咽散结作用明显加强,可以滋阴降火,适用于虚火或实火所致咽喉肿痛等
	牡丹皮	玄参与牡丹皮合用可以清热凉血、活血化斑,适用于温热病血热妄行之吐衄发斑等
忌	藜芦	玄参与藜芦如果同用可能增强藜芦的毒性,大量同食容易引起心律失常、血压下降等不良反应,危害人体健康

用药提示

◎ 脾胃虚寒、食少便溏及外感风寒、内伤生冷、血虚腹痛等症患者忌用玄参。

◎ 玄参具有降血压的作用,故低血压的患者不宜长期大量服用。

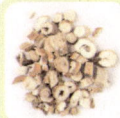

牡丹皮

◇ 清热凉血
◇ 活血散瘀
◇ 抗炎

【性味】性微寒,味苦、甘。
【归经】归心、肝、肾经。

搭配宜忌

宜		
	赤芍	两药配伍使用,凉血活血之力更强,适用于温热病热入营血之吐血、衄血、发斑、妇女血热血虚导致的月经不调等
	丹参	两者合用不仅凉血活血,还可以祛瘀生新、清透邪热,适用于瘀血虚热相间所致月经不调、闭经、痛经、产后少腹疼痛等

忌		
	香菜	香菜辛温香窜,牡丹皮苦辛微寒,性味与药性完全相反,合用会抵消药效,不利于症状缓解
	大蒜	大蒜辛温有臭,与牡丹皮性味药性均相反,合用不仅影响药效,还有可能产生反作用,损害健康

用药提示

◎ 血虚有寒、月经量过多、低血压患者及孕妇不宜使用牡丹皮。

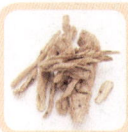

地骨皮

◇凉血止血
◇降火退蒸
◇清泻肺热

【性味】性寒，味甘。
【归经】归肺、肝、肾经。

搭配宜忌

宜

白薇	白薇与地骨皮皆入血分，合用则滋阴凉血除蒸功效更强，适用于血虚发热、阴虚之骨蒸潮热等症
白芍	地骨皮与白芍两者配伍清热凉血、敛阴除蒸的功效更显著，常用于热病伤阴盗汗、肋胁疼痛等症
胡黄连	地骨皮与胡黄连均有清热凉血、退虚热的作用，适用于阴虚发热、骨蒸；劳热、小儿疳热等
生地黄	生地黄与地骨皮功效相似，两药合用则祛风清热、凉血解毒的功效更强，可以用于治疗头面荨麻疹

用药提示

◎ 外感风寒发热及脾虚便溏者不宜使用地骨皮。
◎ 地骨皮对子宫平滑剂有显著兴奋作用，故孕妇忌单味大量服用，如治疗其他病症需要配服，须遵医嘱。

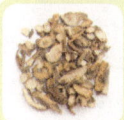

赤芍

◇清热凉血
◇散瘀止痛
◇活血

【性味】 性微寒,味苦。
【归经】 归肝经。

搭配宜忌

宜		
	白芍	配合使用具有清热凉血、养血活血的功效,适用于血虚瘀滞的月经不调、闭经、痛经,肝郁血滞所致胸胁疼痛、腹痛等
	川芎	配伍则行血破滞的功效更强,适用于各种瘀血证,如闭经、痛经、跌打损伤、痈肿疮毒等
	牡丹皮	赤芍与牡丹皮功效、性味皆相似,两者常相须入药,用于治疗热入血分、斑疹吐衄诸症
忌	藜芦	赤芍与藜芦如果合用,有可能使藜芦的毒性增强,影响疗效,甚而产生副作用,不利于人体健康

用药提示

◎ 血寒有虚、月经过多者及孕妇忌用。
◎ 在服用赤芍期间,饮食宜清淡为主,少油淡盐为佳。
◎ 经期女性慎用。

石膏

◇ 清热泻火
◇ 除烦止渴
◇ 敛疮生肌

【性味】性大寒,味甘、辛。
【归经】归肺、胃经。

搭配宜忌

知母	两者配伍使用,清热而不伤阴,适用于热病中期症见壮热、烦渴、面赤、脉洪大等,消渴病以上消、中消为主者
栀子	栀子具有清热泻火的功效,配合石膏使用适用于脾胃伏火之口疮口臭、烦躁易饥、壮热面赤、烦渴引饮、汗出恶热等
黄连	两者配伍具有非常强的泻火除烦功效,适用于心火炽盛所致烦热神昏,胃火炽热所致口舌生疮等
半夏	两者配用清热化痰、降逆止呕,适用于胃热湿阻所致恶心呕吐,痰热壅肺所致咳嗽气喘等

用药提示

◎ 石膏性大寒,故脾胃虚弱、血虚、阴虚内热者忌用。
◎ 煅石膏寒性较小,且敛疮生肌功效强,因此外用时通常使用煅石膏。

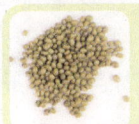

绿豆

◇ 清热解毒
◇ 消暑利尿
◇ 抗菌抑菌

【性味】性寒,味甘。
【归经】归心、胃经。

搭配宜忌

宜		
	大米	绿豆与大米共同煮粥,能清热消暑、除烦止渴、通利小便,非常适宜夏季常服,以治暑热烦渴
	百合	百合与绿豆可以搭配入药膳,具有清热润肺的功效,可以辅助治疗咽喉干灼、高热难消等症
	蒲公英	两者均有清热解毒、利尿散结的功效,合用可以缓解多种炎症及尿路感染、小便秘结等病症
	南瓜	南瓜补中益气,富含维生素,绿豆生津止渴,两者同煮成粥,是生津补气的优秀食疗方,非常适宜于糖尿病人食用

用药提示

◎ 绿豆性寒,脾胃虚寒、肠滑泄泻者忌用。
◎ 服用人参等补益中药时,尽量避免食用绿豆,否则会消减补益效果,影响其他药物有效成分的吸收。

泻下药 >>

大黄

- 泻热通便
- 凉血解毒
- 破血逐瘀

【性味】性寒,味苦。

【归经】归脾、胃、大肠、肝、心包经。

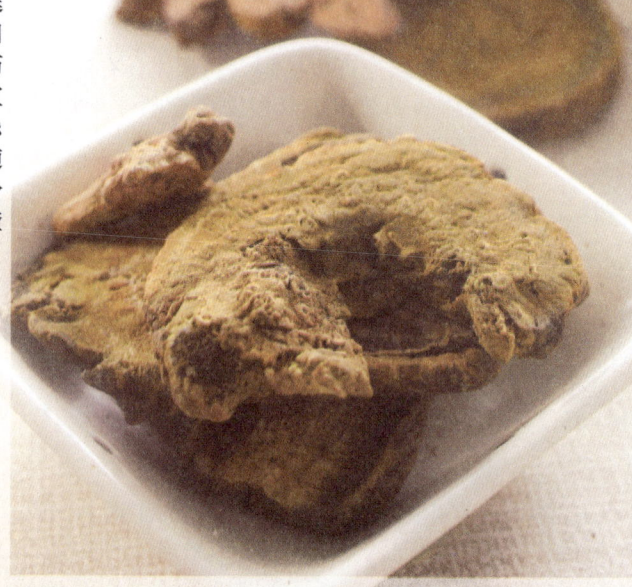

🔸 搭配宜忌

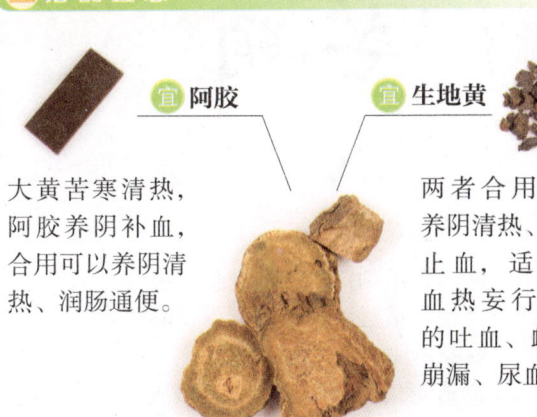

宜 阿胶

大黄苦寒清热，阿胶养阴补血，合用可以养阴清热、润肠通便。

宜 生地黄

两者合用可以养阴清热、凉血止血，适用于血热妄行所致的吐血、衄血、崩漏、尿血等。

忌 猪肉

两者同食不仅影响药效，还有可能引起身体不适。

忌 木瓜

大黄有轻微毒性，与木瓜同食会导致药物副作用增加，损害身体健康。

💊 用药提示

◎ 大黄性寒，凡外感风寒、内伤生冷、肾阳虚衰等症忌单味久服。

◎ 孕妇、哺乳期及经期妇女忌用。

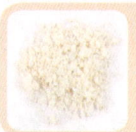

芒硝

◇泻热通便
◇润燥软坚
◇清火消肿

【性味】性寒,味咸、苦。
【归经】归胃、大肠经。

搭配宜忌

宜		
	大黄	两者合用则泻热导滞的能力更强,大黄能推动肠道蠕动,芒硝能保持肠道水分扩大容积,促进排便
	半夏	芒硝能化饮除湿,半夏可以燥湿化痰,两者配伍使用则具有散结消痞、软坚泻下的功效
	甘遂	甘遂与芒硝配伍,其破结通利、攻逐水饮的效力更强,可以用于治疗水热互结所致从心下至少腹满痛拒按、大便秘结等
忌	硫黄	芒硝的主要成分是含水硫酸钠,与硫黄或硫黄制剂合用会产生化学反应,不利于人体健康

用药提示

◎ 孕妇及哺乳期妇女忌用。
◎ 无实热及年老体弱所致的便秘者,不宜使用芒硝。
◎ 脾胃虚寒者慎用。

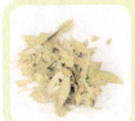

番泻叶

◇ 泻下导滞
◇ 行水消涨
◇ 通便

【性味】性寒，味甘、苦。
【归经】归大肠经。

搭配宜忌

宜		
	陈皮	番泻叶能泻积热，陈皮能健脾和胃，两者合用适宜于饮食不节、食积内停、气机阻滞者
	枳实	枳实能行气导滞，与番泻叶合用则泻热通便功效更强，用于治疗热结肠胃所致便秘、腹胀
	牵牛子、大腹皮	番泻叶、牵牛子、大腹皮可三药配用，具有逐水消肿行气的功效，可用于治疗大小便不利、水肿腹胀等
忌	阿司匹林	阿司匹林易损伤肠胃，番泻叶性寒伤脾胃，若与阿司匹林同服容易诱发上消化道出血，须避免同用

用药提示

◎ 妇女哺乳期、月经期以及孕妇忌用。
◎ 凡外感风寒、内伤生冷、脾胃虚寒、阳痿早泄等症患者忌单味久服。

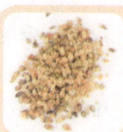

火麻仁

◇润肠通便
◇滋阴补虚
◇修复心肌

【性味】性平，味甘。
【归经】归脾、胃、大肠经。

搭配宜忌

宜		
	黄芪	火麻仁润肠通便，黄芪补中益气，两者合用适用于老年人、产妇等气虚便秘、中气下陷、脱肛等
	杏仁	火麻仁与杏仁配伍使用则滋润功效更强，适用于肺热移于大肠或阴亏肠燥所引起的便秘
	麦门冬	两者合用不仅润肠通便，还有养阴生津的功效，适用于体虚、热病伤津、胃阴不足所致不饥不饱、潮热不食、大便不通等
忌	地西泮	火麻仁所含的某些成分与地西泮有协同性兴奋作用，如果同服可能导致惊厥，应尽量避免同用

用药提示

◎ 脾虚便溏、肠滑泄泻者忌服。
◎ 青光眼患者忌服。
◎ 带下、孕妇及阳痿、遗精者慎服。

家庭用药宜忌随身查

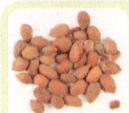

郁李仁

◇润肠通便
◇利水消肿
◇抗炎镇痛

【性味】性平，味辛、苦、甘。
【归经】归脾、大肠、小肠经。

搭配宜忌

宜		
	桑白皮	两者合用则通调水道、利水消肿的功效更强，适用于水湿内盛所致的水肿、小便不利、胸满喘急等
	杏仁	郁李仁与杏仁合用则降气润肠的功效更加显著，适用于血虚津枯引起的肠燥便秘等症
	火麻仁	火麻仁润燥滑肠、泻下通便，郁李仁下气利水，合用则通便泻下能力更强，适用于热性病后、产后及老年体虚、津枯肠燥所致大便秘结等
忌	地西泮	郁李仁与地西泮中的成分有拮抗作用，同服容易引起呼吸中枢抑制，进而损害肝脏系统，影响肝功能

用药提示

◎ 孕妇及先兆流产者忌用。
◎ 阴虚液亏、津液不足者忌用。
◎ 儿童、肝功能不全者需遵医嘱。

常用中药材宜忌速查

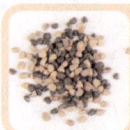

牵牛子

◇泻下通便
◇杀虫消积
◇消炎涤饮

【性味】性寒,味苦,有毒。
【归经】归肺、肾、大肠经。

搭配宜忌

宜	沉香	牵牛子降泻通便,沉香降纳肾气,两者配伍则药效更为显著,可用于肾阳虚所致的水肿腹胀、四肢肿胀
	桃仁	牵牛子与桃仁合用则消积导滞、润肠通便的功效更强,适用于饮食积滞、壅结肠胃所致的便秘腹痛
	大黄	牵牛子与大黄合用具有非常强的泻下通积功效,非实莫用,近年临床多将两者合用于肝硬化腹水的对症治疗
忌	巴豆	牵牛子与巴豆属于"相恶""相反"的禁忌配伍,合用会导致免疫功能降低、胃黏膜损伤等

用药提示

◎ 过量牵牛子对肠道、肾脏等器官均有强烈刺激作用,有毒性,应严格控制用量,遵医嘱。
◎ 脾虚水肿者及孕妇忌用。

理气药

陈皮

- 理气健脾
- 燥湿化痰

【性味】性温,味辛、苦。
【归经】归脾、肺经。

常用中药材宜忌速查

搭配宜忌

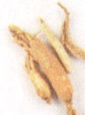

宜 人参

合用可以益气健脾、理气和胃，适用于脾胃虚弱而气滞者。

宜 大米

陈皮大米粥对脾虚气滞所致的妊娠水肿有一定缓解作用。

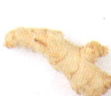

宜 生姜

合用对于胃气不降而呃逆、呕吐的症状有很好的缓解作用，对老年人胃寒胃痛也有疗效。

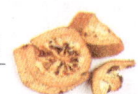

宜 枳实

合用则行气和中、消胀止痛能力更强，适用于脾胃不健、消化不良、气机失调、脘腹胀痛等。

用药提示

◎ 陈皮性温，易伤津助热，舌赤少津、内有实热、阴虚燥咳及咯血者均当慎用。

◎ 孕妇不宜长期大量服用。

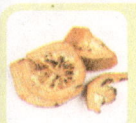

枳实

◇破气导滞
◇化痰消痞
◇消积

【性味】性温，味苦、辛、酸。
【归经】归脾、胃、大肠经。

搭配宜忌

宜		
	白术	枳实与白术合用则燥湿化痰、消积散痞、健脾行气的功效更强，适用于脾胃虚弱、消化不良、饮食停滞、胸脘痞满等
	厚朴	枳实与厚朴配伍使用，具有行气散结、消痰除螨的功效，可以用于食积胀满、大便秘结等症
	木香	枳实与木香临床配合使用，可以增强肠管收缩推进力和肠平滑肌紧张度，并有镇痛作用
忌	强心苷类药物（地高辛等）	枳实与地高辛等强心苷类药物同用会增强强心苷的作用，容易引起心律失常，危害人体健康

用药提示

◎ 脾胃虚弱者及孕妇慎用。
◎ 服用枳实期间应忌食生冷食物。

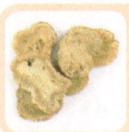

沉香

◇行气止痛
◇温中降逆
◇温肾纳气

【性味】性温,味辛、苦。
【归经】归脾、胃、肾经。

搭配宜忌

宜

丁香	沉香温而不燥,能温中止呕,丁香可温中降逆,两药合用则降逆止呕、温中和胃的功效更为显著,可用于脾胃虚寒引起的恶心干呕等症	
乌药	沉香与乌药合并使用,能降逆行滞、散寒止痛,可以用于缓解虚寒腹胀、胸闷等	
紫苏叶	紫苏叶与沉香相配能温中理气、降逆止呕,常用于治疗脾胃虚寒所致呃逆、呕吐等	
砂仁	沉香能温中降逆,砂仁能化湿醒脾、行气温中,两者配伍有温胃降逆、行气止痛的功效	

用药提示

◎ 沉香辛温助热,阴虚火旺、实热内炽、气虚下陷者慎用。孕妇忌服。
◎ 风热等热证咳喘患者不宜单味服用沉香。

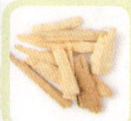

檀香

◇行气止痛
◇散寒调中
◇调理脾胃

【性味】性温，味辛。
【归经】归脾、胃、肺经。

搭配宜忌

沉香	沉香与檀香的性味功效都相似，合用则理气散寒止痛功效更强，适用于寒凝气滞引起的诸多病症
香附	檀香擅长和胃温中，香附长于疏肝理气，两药合用于肝郁气滞、木克脾土，症见脘腹胀痛、纳谷不香、呕吐等
茯苓	茯苓与檀香合并入药具有开胃止呕的功效，可用于治疗噎嗝、饮食不进等症
木香	木香与檀香性味、功效皆相似，合用则健胃温中、健脾止痛的功效会增强，可以缓解气滞所致的胸腹胀满

用药提示

◎ 檀香温热，阴虚火旺、实热吐衄者慎用。
◎ 檀香具有麻痹小肠的作用，对消化系统的活动有一定抑制作用，故大便秘结者慎用。

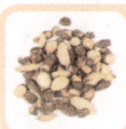

香附

◇ 疏肝解郁
◇ 调经止痛
◇ 理气调中

【性味】性平,味辛、微苦、微甘。
【归经】归肝、脾、三焦经。

搭配宜忌

宜		
	紫苏	香附与紫苏配伍使用能气血双调,且理气解郁、行气止痛、消胀除满的功效更强,适用于气血不调、胸腹胀满不舒及妊娠呕吐、腹胀等
	藿香	香附与藿香合用理气与化湿兼备,适用于湿郁或气郁致湿,症见胁痛脘胀、呕吐酸水、不思饮食,妇人妊娠恶阻、胎气不调之症
	红糖	红糖也有温中理气的功效,与香附共用,可治疗食停中脘、脘腹胀满或因血瘀引起的妇女恶露不绝
	当归	当归与香附合并使用能疏肝和血、调经止痛,适用于月经不调、小腹胀痛、胸胁刺痛、乳房胀痛

用药提示

◎ 凡气虚无滞、阴虚血弱者应谨慎用药,或遵医嘱。
◎ 血虚气弱者不宜单味久服香附。

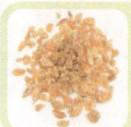

薤白

◇ 通阳散结
◇ 行气导滞
◇ 理气宽胸

【性味】性温,味辛、苦。
【归经】归肺、胃、大肠经。

搭配宜忌

宜		
	枳实	薤白与枳实合用则通阳消痞、破气导滞、化痰除浊的功效显著,适用于胸痹、咳唾不舒、脘腹痞结等
	大腹皮	薤白与大腹皮可以配合入药,具有行气导滞、利水消肿的功效,适用于胃肠气滞导滞的脘腹胀满、泻痢
	瓜蒌	薤白与瓜蒌均有行气导滞之功,两者合用可以治疗胸痹、喘息咳嗽、胸背痛、短气等症
	砂仁	薤白与砂仁功效相似,两者配伍则行气导滞的功效更强,可以用于治疗胃肠气滞所致的泻痢等症

用药提示

◎ 薤白辛散行气,气虚者、无滞者、味弱纳呆及不耐蒜味者均不宜使用。

◎ 薤白具有刺激性,使用时应当注意用量。

消食药 >>

山楂

- 泻热通便
- 行气散瘀

【性味】性微温,味酸、甘。

【归经】归脾、胃、肝经。

家庭用药宜忌随身查

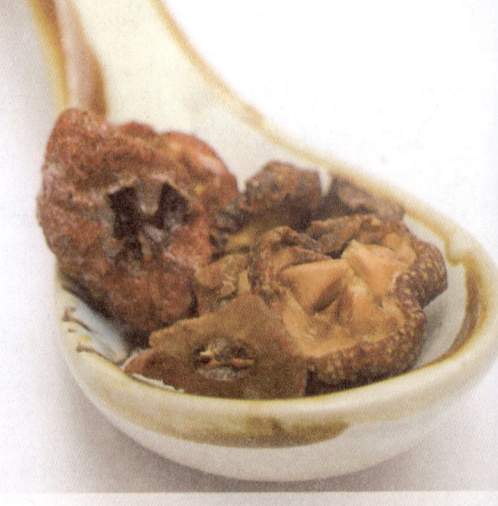

🌿 搭配宜忌

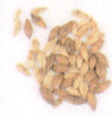

宜 麦芽

合用善解肉食油腻之积,适用于饮食不节所致食积不化、腹痛腹胀、泄泻等。

宜 蜂蜜

山楂水加蜂蜜对小儿伤食、疳积有一定食疗作用。

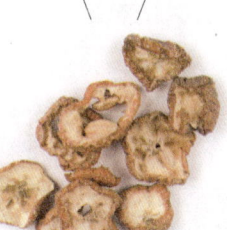

宜 白糖

同用能改善消化系统功能、增进食欲,还能作为高血压症的辅助食疗。

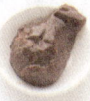

忌 猪肝

山楂中的维生素C会被猪肝中的铜、铁、锌等微量元素氧化,降低营养价值。

💊 用药提示

◎ 鲜山楂多食会损齿、龋齿,因此需要注意用量。

◎ 胃酸过多、脾胃虚而无积滞者、哺乳期乳汁过少女性慎食。

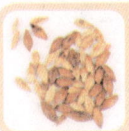

麦芽

◇行气消食
◇健脾开胃
◇退乳消胀

【性味】性平，味甘。
【归经】归脾、胃、肝经。

搭配宜忌

宜		
	鸡内金	鸡内金与谷芽合用可以疏肝调气、开胃健脾，适用于脾胃虚弱、消化不良、食欲缺乏或久病之后不饥food少等症
	党参	谷芽促进消化而不伤胃气，党参补中益气，两者合用对于脾虚食少、饮食不消等症尤其适宜
	生姜	谷芽与姜汁同制，具有宽中止呕、醒脾开胃的功效，适用于消化不良、脘闷腹胀、呕恶等症
	赤小豆	谷芽与山楂合用，具有健脾开胃的功效，可以用于治疗腹痛泄泻、小儿厌食、食欲不振等

用药提示

◎ 谷芽不同制法功效侧重略有不同，生谷芽偏于和中，炒谷芽偏于消食，焦谷芽可以止泻。
◎ 胃下垂患者忌用。

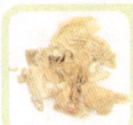

鸡内金

◇消食健胃
◇固精止遗
◇通淋化石

【性味】 性平,味甘。

【归经】 归脾、胃、小肠、膀胱经。

搭配宜忌

宜		
	面粉	鸡内金与面粉合用可以补益老人、化痰理气,适用于老人气虚、痰气郁结、胸胁满胀等,并治疝气
	麦芽	鸡内金与麦芽合用可以生胃气、健脾胃、舒肝气,具有很好的消食导滞作用,适用于脾胃虚弱、食欲不振等
	海金沙	海金沙利水通淋,善泻小肠、膀胱血分之湿热,与鸡内金合用可以通淋化石,适用于石淋
	山药	鸡内金与山药联用不仅能消食健胃,还可以用于治疗慢性萎缩性胃炎,修复胃黏膜,增强机体抵抗力

用药提示

◎ 便秘患者不宜长期大量服用。

◎ 服用鸡内金期间,不宜饮用茶、咖啡等饮品。

◎ 鸡内金研磨服用较之于煎服疗效更好。

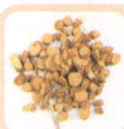

鸡矢藤

◇消食健脾
◇祛风利湿
◇止血解毒

【性味】性微寒,味辛、苦。
【归经】归脾、胃、肝、肺经。

搭配宜忌

宜		
	大米	同煮成米糊,具有祛风解毒、解暑除湿、消食健胃的功效,可作为肠炎、小儿食滞、眼结膜炎等症的食疗方
	猪小肚	共用能健脾除湿、健胃消食,可作为食积腹胀、小儿疳积、食欲不振、消化不良等症的食疗方
	绿豆	鸡矢藤与绿豆水煎液可以用于治疗急性有机磷农药中毒,具有解毒功效,但生效较慢,危重病人应及时送医
	剪刀菜	鸡矢藤与剪刀菜(学名为锛头草)可以一并洗净捣汁,涂于患部,用于治疗蜂蜇伤

用药提示

◎ 服用鸡矢藤后,患者呼吸时和尿中会有特殊臭味,停药即可消失。

◎ 鸡矢藤注射液用药后局部会产生轻微疼痛,属于正常现象。

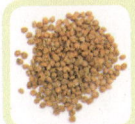

莱菔子

◇消食除胀
◇降气化痰
◇止咳平喘

【性味】 性平，味辛、甘。
【归经】 归脾、胃、肺经。

搭配宜忌

宜

木香	莱菔子与木香配伍，转入脾胃大肠经，有较强的消食导滞、消胀除满作用，适用于食积气滞所致胃脘痞满胀痛、嗳气酸腐、腹胀肠鸣等
白芥子	莱菔子与白芥子配伍使用，可以用于治疗咳嗽痰多、胸闷食少，具有止咳平喘功效

忌

熟地黄	莱菔子与熟地黄同服有可能引起口干、目干、鼻干、声嘶、头晕及神志恍惚等症状
人参	人参为补气用药，莱菔子有消导作用，两者合用会互相影响药效，不利于症状缓解，非脾虚气滞者不可同用

用药提示

◎ 气虚、大便溏泄及无食积、痰滞者慎用。
◎ 莱菔子具有降血压的作用，因此低血压患者及孕妇不宜服用，如需治疗谨遵医嘱。

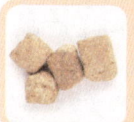

神曲

◇ 健脾和胃
◇ 消食调中
◇ 理气化湿

【性味】性温,味甘、辛。
【归经】归脾、胃经。

搭配宜忌

宜

陈皮	陈皮与神曲配伍使用既有消食和胃的功效,又能燥湿化痰,适用于饮食积滞所致腹痛腹胀及痰湿停滞所致咳嗽气逆、恶心呕吐等
苍术	两者配伍则消食健脾的功效更强,适用于食积内停、湿阻脾胃所致脘闷腹胀、食欲不振、呕吐腹泻等
山楂	山楂与神曲配伍使用具有行气开胃的功效,能健胃消食,尤其适宜消面、谷、肉类的食积
白术	白术与神曲配伍使用能健脾和胃,兼有消食导滞的功效,适宜于脾虚泄泻兼有消化不良者

用药提示

◎ 神曲性温,凡外感风热、内热炽盛、阴虚血热等证不宜用。

◎ 孕妇不宜长期大量服用。哺乳期妇女忌用。

安神药 >>

朱砂

- 镇心安神
- 清热解毒

【性味】性微寒，味甘，有毒。
【归经】归心经。

常用中药材宜忌速查

🔵 搭配宜忌

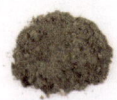

宜 磁石

镇定安神功效更强，还具有一定交通心肾作用，适用于心肾不交、心肝火旺所致神志不安、惊悸失眠等。

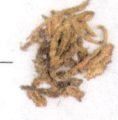

宜 黄连

清心降火安神，适用于心火亢盛所致心神不安、惊悸不眠、胸中烦热等。

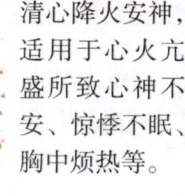

宜 芒硝

具有清热解毒、消肿止痛的功效，可以研末湿敷或用药粉吹喉。

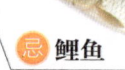

忌 鲤鱼

朱砂主要成分为硫化汞，与鲤鱼同食会产生有毒物质。

💊 用药提示

◎ 内服不可过量或持续服用，孕妇及肝、肾功能不全者禁服。
◎ 入药仅可生用，忌火煅。

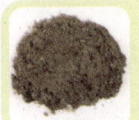

磁石

◇潜阳安神
◇聪耳明目
◇纳气平喘

【性味】性寒,味咸。
【归经】归心、肝、肾经。

搭配宜忌

宜		
	附子	磁石重镇安神、附子温肾壮阳,两者合用温阳不失于升浮燥烈,镇静不失于沉降郁遏,适用于肝郁气滞、关节疼痛等
	石菖蒲	磁石与石菖蒲配伍使用能益肾平肝、聪耳明目、豁痰开窍,适用于肝阳挟痰、上蒙清窍之头重头痛、耳目不聪、夜寐失眠等
	五味子	磁石与五味子配伍使用具有补肾敛精的功效,适用于肝肾不足引起的视物模糊等病症
忌	维生素C	磁石的主要成分为四氧化三铁,二药共用会使维生素C发生氧化而失去药效,应尽量避免同用

用药提示

◎ 磁石吞服后不易消化,常入丸、散剂,不可多服。
◎ 磁石性寒,脾胃虚弱者慎服。
◎ 磁石重镇伤气,不可长期单味服用。

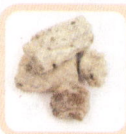

琥珀

◇ 镇惊安神
◇ 活血散瘀
◇ 利尿通淋

【性味】性平,味甘。
【归经】归心、肝、膀胱经。

搭配宜忌

宜		
	海金沙	琥珀与海金沙配伍使用则破血行滞、化石通淋的功效更强,适用于湿热蕴结之石淋、小便癃闭等
	人参、三七	琥珀与人参、三七三药合用具有益心气、通血脉、活血定痛、宁心安神的功效,用于治疗心血亏虚、惊悸怔忡
	远志	琥珀与远志配伍使用,两药镇心安神的功效更强,可用于治疗心悸怔忡、失眠健忘等症
	生地黄	生地黄能滋阴养血,与琥珀合用具有养阴安神的功效,可以用于治疗病后虚烦不眠等症

用药提示

- 琥珀不能作为煎剂使用,只入丸、散剂。
- 琥珀在炮制时忌火煅。
- 阴虚内热而无瘀滞者慎服。

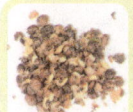

酸枣仁

◇ 宁心安神
◇ 敛汗生津
◇ 养肝

【性味】性平，味甘、酸。
【归经】归心、肝、胆经。

搭配宜忌

宜		
	黄连	黄连与酸枣仁合用既清心泻火，又养心安神，适用于心血不足、心火亢旺所致烦躁不寐、口舌糜烂等
	附子	合用可以温心阳、养心阴，适用于心阴阳两虚、阴血不足而虚烦不寐、心悸、脉细数或脉率不齐者
	龙眼肉	合用则补益心脾、养血和营、安神益智，适用于思虑过度、劳伤心脾所致面色萎黄、心悸怔忡、健忘失眠等
	大米	酸枣仁与大米共煮粥作为药膳，不仅能益脾养心，还能宁神除烦，可以作为血虚心悸、体虚自汗等症的食疗

用药提示

○ 凡有实邪郁火及患有滑泄症者慎服。
○ 肝旺烦躁，肝强不眠者禁用。
○ 孕妇慎用或谨遵医嘱。

常用中药材宜忌速查

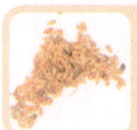

柏子仁

◇养心安神
◇润肠通便
◇润肺健胃

【性味】性平,味甘。
【归经】归心、肾、大肠经。

搭配宜忌

宜		
	蛤蚧	柏子仁养心安神、蛤蚧益精助阳,合用则有养精血、助孕育的功效,可以治疗精血不足之不孕
	当归	当归与柏子仁合用可以通达肝络、养血润燥,适用于肝血虚涩、脉络不畅、虚烦多梦、血虚闭经等
	龙眼肉	龙眼肉与柏子仁合用,补益心脾、安神宁心的功效更强,适用于心脾阴血不足所致心悸怔忡、虚烦不眠、头晕等
	五味子	五味子与柏子仁合用,能养心安神、敛阴气而止汗,适用于虚烦不寐、心悸怔忡、阴虚盗汗等

用药提示

◎ 柏子仁甘缓滋润,便溏及多痰者不宜服用。
◎ 孕妇不宜长期大量服用。
◎ 服用柏子仁期间忌食辛辣、刺激性食品。

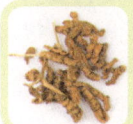

远志

◇ 安神益智
◇ 祛痰消肿
◇ 利尿

【性味】性温，味苦、辛。
【归经】归心、肾、肺经。

搭配宜忌

宜	莲子心	两药合用，既能清心热又益肾志，可以交通心肾，适用于心肾不交所致夜寐失眠、多梦遗精等
	郁金	郁金与远志皆有解郁的作用，合用可以清心解郁、凉血除烦，适用于痰气郁滞所致怔忡、惊悸、健忘、神志模糊等
	桔梗	远志与桔梗配伍使用，可以祛痰止咳、通宣理肺，适用于痰气郁滞、肺气失宣之咳嗽痰多等症
忌	维生素C	远志中含有苷类成分，与维生素C同用会将这些有效成分分解成为苷元和糖，从而影响疗效

用药提示

◎ 凡实热或痰火内盛者慎用。
◎ 胃溃疡或胃炎患者慎用。
◎ 阴虚阳亢者忌用。

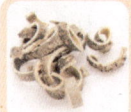

合欢皮

◇ 解郁安神
◇ 活血消肿
◇ 抗过敏

【性味】性平,味甘。
【归经】归心、肝、肺经。

搭配宜忌

宜

白芍	合用有益血和血、柔肝养心、定魄安神的功效,适用于肝气郁结心神不宁所致神情抑郁、烦躁失眠等
丹参	丹参与合欢皮能活血养血,两药共用可以调畅气血、安定心神,适用于冠心病心绞痛、胸痹等
酸枣仁	酸枣仁与合欢皮均有解郁安神的功效,合用则养血安神作用更强,适用于情志不舒所致虚烦不寐、惊悸怔忡等
夜交藤	两者配伍则宁心安神、舒畅气机的功效加倍,适用于心气不足、情志不畅所致心神不安、失眠心悸等

用药提示

◎ 孕妇慎用。
◎ 合欢皮中含有的山合欢皂苷有杀伤精子的作用,故青年男性不宜单味久服。

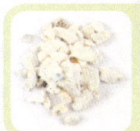

龙骨

◇ 镇惊安神
◇ 敛汗涩精
◇ 生肌敛疮

【性味】性平，味甘、涩。
【归经】归心、肝、肾、大肠经。

搭配宜忌

宜	远志	远志与龙骨功效相似，合用则镇惊安神、祛痰等功效更为显著，可治疗痰火内扰、喜怒无常、心烦躁狂等症
宜	牡蛎	龙骨与牡蛎配伍，具有益阴潜阳、收敛固涩的功效，可用于治疗阴虚、卫气不固、自汗等症
宜	菟丝子	龙骨与菟丝子合用具有敛汗涩精、补肾安神等功效，可用于治疗肾虚遗精、腰膝酸软等症
忌	异烟肼	龙骨属于含钙的中药，与异烟肼共用会产生络合物，不利于吸收，从而影响药物的疗效，不利于症状缓解

用药提示

◎ 血热积滞、内有实邪者慎服。
◎ 心动过缓、期前收缩频发、心律失常者慎服。
◎ 在与其他药配伍煎煮时，龙骨需先煎。

常用中药材宜忌速查

补虚药 >>

人参

- 大补元气
- 补脾益肺
- 生津止渴

【性味】性微温,味甘、微苦。

【归经】归脾、肺经。

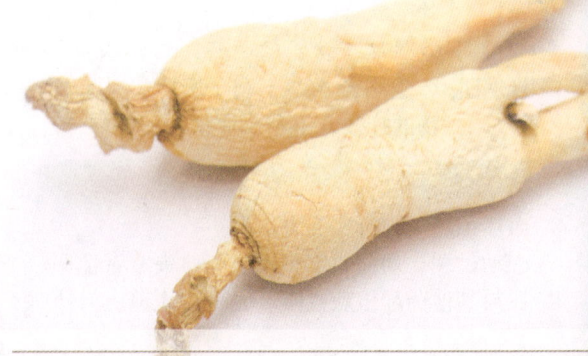

🌿 搭配宜忌

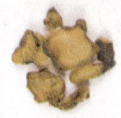

宜 附子

两者配伍可以增强回阳救逆、益气固脱的功效，适用于元气大脱、暴崩失血等危重症。

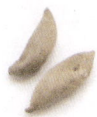

宜 五味子

两者合用能滋补肺肾、止咳定喘，适用于久病咳喘、肺气耗伤、阴虚盗汗、阳虚自汗等症。

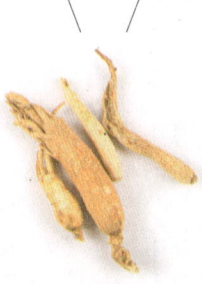

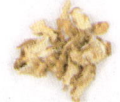

宜 当归

两者配伍能够补气养血、活血通络，适用于骤然出血所致大汗淋漓、气短脉微之危重症。

忌 山楂

需要人参进补的多是中气不足的人，山楂会抵消人参的补气作用。

💊 用药提示

- 人参性温，实证、热证而正气不虚者忌用。
- 泌尿系统感染急性期、肺气肿早期、痤疮患者忌用；流感初起、水痘患者不宜用。

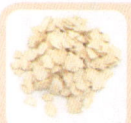

西洋参

◇消除疲劳
◇清热生津
◇滋阴补气

【性味】性寒，味微甘、苦。

【归经】归心、肺、肾经。

搭配宜忌

宜		
	生地黄	两者合用则补肺气、益肺阴、降虚火、清肺热的功效更强，适用于肺虚久咳、阴虚火旺、干咳少痰等
	麦门冬	两者合用则补气养阴润肺的功效更强，适用于外感热病、热伤气阴、肺胃津枯、体倦多汗等
	五味子	西洋参与五味子合用可以养阴润燥，适用于神疲乏力、心烦口渴、尿短赤涩、大便干结、舌燥等
忌	藜芦	西洋参与藜芦配伍属于中药学"十八反"的配伍禁忌之一，两者同用会降低疗效，不利于症状的缓解

用药提示

- 中阳衰微，胃有寒湿者忌服。
- 西洋参在炮制时忌用铁器火炒。
- 乳腺炎患者忌用。

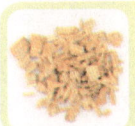

党参

◇ 补脾益肺
◇ 生津养血
◇ 补中益气

【性味】 性平，味甘。
【归经】 归脾、肺经。

搭配宜忌

宜	白术	党参与白术配伍使用，补气健脾燥湿的功效更强，适用于脾气虚弱所致的食少、便溏、吐泻等
	黄芪	党参与黄芪是常见的配伍，两者合用，补脾益肺功效更强，适用于肺脾气虚、气短乏力、食少便溏等
	当归	党参益气，当归养血，两者配伍则益气养血的功效更为显著，适用于内伤气血不足诸症，如头晕、乏力、少气懒言等
忌	藜芦	党参与藜芦相配属于中药学"十八反"的配伍禁忌范畴，两药一旦合用会影响疗效，应避免同用

用药提示

○ 党参尤其适合虚寒证，实证、热证忌服。
○ 正虚邪实证者，则不宜单独应用党参。
○ 服药期间忌食绿豆汤等有解药性作用的食品。

常用中药材宜忌速查

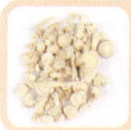

黄芪

◇补气升阳
◇托疮生肌
◇生津止渴

【性味】性微温,味甘。
【归经】归脾、肺经。

搭配宜忌

宜		
	人参	人参与黄芪可以相须为用,甘温补气,适用于气虚所致神疲、食少、自汗等身体虚弱诸症
	附子	黄芪与附子合用则温里助阳、固表止汗功效更强,适用于气虚下陷兼阳虚者,症见汗出恶风、小便不利等
	防风	黄芪与防风两者相畏相使,既能补气又可祛风,适用于四肢酸痛、表虚自汗等
	当归	黄芪与当归配伍可以增强益气生血的作用,适用于劳倦内伤、肌热面赤、烦渴、脉虚乏力、疮疡、诸气不足等症

用药提示

◎ 凡表实邪盛、气滞湿阻、食积内停、阴虚阳亢、热毒疮肿等均不宜使用。
◎ 出血性疾病患者不宜单味久服。

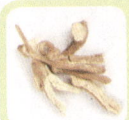

白术

◇ 补气健脾
◇ 燥湿利水
◇ 止汗安胎

【性味】性温，味苦、甘。
【归经】归脾、胃经。

搭配宜忌

宜		
	半夏	白术与半夏合用则健脾燥湿化痰的功效更为显著，适用于脾虚生痰所致眩晕头疼、胸闷呕恶等
	当归	白术益气安胎、当归补血和血，两者合用有健脾益气、养血安胎功效，适用于妊娠期妇女脾虚气弱者
	猪肚	白术健脾益气、猪肚养胃健脾，两者同炖入药膳，可以作为胃下垂、脾虚少食等症的对应食疗
忌	大蒜	大蒜中含有的挥发油类易与白术中含有的挥发油互相融合、干扰，使药性变得燥烈，同用会影响身体健康

用药提示

◎ 白术燥湿伤阴，凡属阴虚内热或津液亏损、气滞燥渴者，不宜服用。
◎ 胃胀、腹胀者忌食。

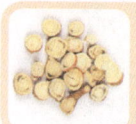

甘草

◇ 益气补中
◇ 润肺止咳
◇ 清热解毒

【性味】性平，味甘。
【归经】归心、肺、脾、胃经。

搭配宜忌

宜		
	附子	两者合用可以通心脉、补肾阳，适用于阳气衰微、阴寒内盛，症见冷汗自出、脉微欲绝等亡阳厥脱证
	生地黄	两药配伍使用，清热解毒凉血的功效更强，适用于心火移热于小肠所致溲赤涩痛等
忌	猪肉	猪肉酸冷、滋腻阴寒而富含脂肪，不易吸收，以甘草补脾益胃时，应忌食猪肉，否则会影响药效，不利于症状的缓解
	海菜	如海带、紫菜、石花、鹿角菜等，都属于咸寒冷滑、含碘丰富的食物，会与甘草中的某些成分发生不良反应

用药提示

◎ 湿盛中满者忌服。
◎ 大量久服可导致水钠潴留性水肿，需注意用量。
◎ 清热解毒宜使用生甘草，补中缓急宜使用炙甘草，止茎中痛宜使用甘草梢。

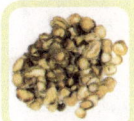

鹿茸

◇补肾助阳
◇生精益血
◇强筋健骨

【性味】性温,味甘、咸。
【归经】归肝、肾经。

搭配宜忌

宜

熟地黄	合用可补肝肾阴阳精血不足,适用于肾虚阳痿、遗精、腰痛、眩晕、耳聋、妇女隐含带下、胞冷不育者
阿胶	两者合用,温补肝肾、固崩止带的功效更强,适用于肝肾不足、冲任不固之月经过多、崩漏带下等
黄芪	黄芪与鹿茸配伍使用,可以增强补益气血、托毒排脓的功效,适用于疮疡脓成不溃、久溃不敛或阴疽内陷
山药	两药相配,脾肾双补、阴阳并调,适用于脾肾两虚所致眩晕耳鸣、疲乏无力、阳痿遗精、白带过多等

用药提示

◎ 服用鹿茸宜从小量开始,缓缓增加,以免伤阴动血。
◎ 凡阴生阳亢、血分有热、胃火炽盛、肺有炎热、外感热病者忌服。

淫羊藿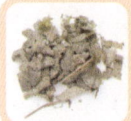

◇ 补肾壮阳
◇ 强筋健骨
◇ 祛风除湿

【性味】性温,味辛、甘。
【归经】归肝、肾经。

搭配宜忌

宜		
	仙茅	两药合用,补肾壮阳、强筋健骨、祛风除湿的功效增强,适用于肾阳不足、阳痿精冷、小便频数、腰膝酸软等
	威灵仙	合用则祛风除湿止痛的功效增强,适用于风湿痹痛、肢体麻木、筋脉拘挛、屈伸不利等,尤其适于肾虚者
	杜仲	益肝补肾、补火助阳、祛风除湿、强筋壮骨,适用于风湿痹痛兼见筋骨痿软、不能行走等
	熟地黄	补益精血、补肾助阳功效更强,适用于肾阳不足、精血亏虚之阳痿滑精、女子月经不调等

用药提示

◎ 阴虚火旺者不宜使用。
◎ 虚阳易举、梦遗不止、便赤口干者忌用。
◎ 孕妇慎用,或遵医嘱。

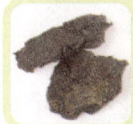

肉苁蓉

◇补肾益精
◇润肠通便
◇保肝润燥

【性味】性温，味甘、咸。
【归经】归肾、大肠经。

搭配宜忌

锁阳	肉苁蓉与锁阳合用可以增强补肾阳、益精血、润肠的作用，适用于肾虚阳痿、腰膝冷痛或精血不足、大便燥结等
补骨脂	补骨脂与肉苁蓉合用可增强补肾益精、固精缩尿的作用，适用于肾虚阳痿、早泄、妇女不孕、崩漏带下等
巴戟天	两药配伍具有补肾助阳、润肠通便、强筋健骨的功效，适用于腰膝冷痛、阳痿遗精、筋骨痿软、老年便秘等
熟地黄	合用则增强补肾益精的功效，适用于肾虚所致阳痿遗精、腰膝冷痛、不孕等

用药提示

◎ 煎煮肉苁蓉的时候，忌铜器、铁器。
◎ 阴虚火旺及便溏泄泻者忌服。
◎ 热结便秘者忌服。

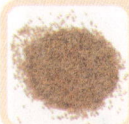

菟丝子

◇ 补阳益阴
◇ 固精缩尿
◇ 明目止泻

【性味】性温，味甘。
【归经】归肝、肾、脾经。

搭配宜忌

宜

附子	附子补火助阳，与菟丝子合用可以增强补肾气、壮阳道的作用，适用于肾阳虚弱之阳痿遗精、腰膝酸软
五味子	两药配伍，可以增强补肾涩精的作用，适用于阳痿遗精、久不生育等
黄芪	黄芪善于补气升阳，菟丝子可以补阳益阴，二药合用则温肾补脾、升阳止泻的作用更强，适用于脾肾两虚之便溏泄泻等
桑寄生	菟丝子可固冲任而安胎，与桑寄生合用则有补肝益肾、养血安胎的作用，适用于胎动不安、妊娠漏血等

用药提示

◎ 阴虚火旺、大便燥结、小便短赤者不宜服用。
◎ 孕妇及经期妇女禁用。
◎ 阳强不萎者禁用。

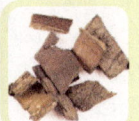

杜仲

◇ 补益肝肾
◇ 强筋健骨
◇ 固精安胎

【性味】性温,味甘。
【归经】归肝、肾经。

搭配宜忌

宜

独活	两药配伍可以增强补益肝肾、强筋壮骨、祛风除湿、通痹止痛的作用,适用于风湿腰痛冷重等
枸杞子	枸杞子与杜仲配伍使用,既能补肝肾之阳,又能补肝肾之阴,适用于肾虚阳痿遗精、腰膝酸软无力等
当归	当归调经活血,与杜仲合用则补益肝肾、调经止痛的功效更强,适用于妇女经期腰痛等
山药	山药与杜仲配伍使用,可以增强补脾益气、补肾安胎的作用,适用于脾肾两虚引起的习惯性堕胎

用药提示

◎ 杜仲炒制可以破坏其胶质,有利于有效成分煎出,比生用的疗效更为显著。

◎ 杜仲性温,阴虚火旺者慎用。

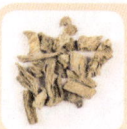

续断

◇ 补益肝肾
◇ 续筋健骨
◇ 通利血脉

【性味】性微温，味苦、甘、辛。
【归经】归肝、肾经。

搭配宜忌

宜

鹿茸	鹿茸生精益血，与续断合用可增强滋补肾阳的作用，适用于肾阳不足、下元虚冷之阳痿不举、遗精滑泄等
龙骨	续断与龙骨配伍可以增强补益肝肾、收敛固涩的作用，适用于滑泄不禁之证
杜仲	杜仲与续断功效相似，两者配伍使用可以增强补益肝肾、强筋壮骨的作用，适用于肝肾不足、腰膝酸痛等
苏木	苏木能活血祛瘀、消肿止痛，与续断合用可以续筋接骨、疗伤止痛，适用于跌打损伤、瘀血肿痛、筋伤骨折等症

用药提示

◎ 风湿热痹者忌服。
◎ 崩漏下血者服用续断宜炒用。
◎ 肝气郁结、烦躁易怒者慎用。

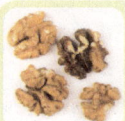

核桃仁

◇ 补肾助阳
◇ 温肺止咳
◇ 润肠通便

【性味】性温,味甘。
【归经】归肺、肾、大肠经。

搭配宜忌

宜		
	火麻仁	火麻仁润燥兼补虚,与核桃仁配伍,润肠通便,适用于老人、体虚者或妇女产后血虚津枯、肠燥便秘等
	桂花	两者搭配具有壮腰补肾、敛肺定喘的功效,尤其适宜于治疗痰饮喘咳、百日咳、小便频数、阳痿、遗精等
忌	野鸡肉	核桃与野鸡肉同食,对肺炎、支气管扩张等症患者极为不利,可能引起症状恶化
	白酒	核桃与白酒同服过量,易生痰动火,致血热,因此咯血、支气管扩张、肺结核等患者在食用核桃期间务必禁酒

用药提示

◎ 阴虚火旺、痰热咳嗽者不宜使用。
◎ 定喘止嗽带皮使用,滑肠通便去皮使用。
◎ 泻下、便溏者不宜使用。

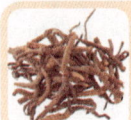

冬虫夏草

◇益肾补肺
◇止血化痰
◇止嗽定喘

【性味】性温，味甘。
【归经】归肾、肺经。

搭配宜忌

宜

枸杞子	枸杞子补益肝肾，与冬虫夏草配伍则温肾补肝功效更强，适用于肝肾亏虚所致腰痛乏力等
阿胶	冬虫夏草与阿胶配伍具有温肾助阳、止血养血的功效，适用于气阴不足、劳嗽咯血等
杏仁	冬虫夏草与杏仁均有补肾益肺的功效，两药配伍则补肾益肺、止咳化痰的功效更强，适用于肺痨之阴虚咳喘、咯血、胸痛等
补骨脂	补骨脂与冬虫夏草合用可增强补肾壮阳、纳气定喘的作用，适用于肺肾两虚、摄纳无权、久咳虚喘等

用药提示

◎ 阴虚火旺者不宜单独服用，风湿性关节炎患者应减量服用。

◎ 冬虫夏草为平补之品，久服方见效，尤其适宜于作为食疗，与鸡、鸭、鱼等炖服。

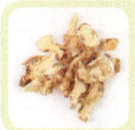

当归

◇ 补血活血
◇ 调经止痛
◇ 润肠通便

【性味】性温，味甘、辛。
【归经】归肝、心、脾经。

搭配宜忌

宜		
	白芍	二药合用具有养血理血的作用，适用于心血不足所致心悸不宁、肝血不足所致头晕耳鸣、血虚血瘀的妇女月经不调等
	荆芥	两者合用可补血止血、散风活血，适用于产后血虚、风动晕仆、不省人事之急救，或血虚生风、手足抽搐等
	附子	附子与当归配伍使用能养血柔肝、温肾壮阳，适用于脾土虚弱、血去阴伤久治不愈及阳虚失血兼挟瘀血等
	熟地黄	熟地黄补血且能填精益髓，与当归合用则补血养阴功效更强，适用于血虚兼有阴虚诸证

用药提示

◎ 湿盛中满、大便泄泻者忌服。
◎ 当归对子宫平滑肌具有双向调节作用，故孕妇忌用。
◎ 服用当归期间，忌食寒凉、生冷食物。

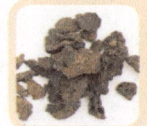

熟地黄

◇补血滋阴
◇益精填髓
◇降血糖

【性味】性微温，味甘。
【归经】归肝、肾经。

搭配宜忌

宜	砂仁	两药配伍可以增强补血养阴、化湿行气的作用，适用于血少、肾精亏损、胃气不和等
	山药	山药益肾固精，与熟地黄合用具有滋阴补肾、固精止遗的功效，适用于肾虚遗精、遗尿等
忌	动物血	动物血中含有复杂的有机成分，与地黄中的一些生物活性物质相遇会发生不良的生化反应，不利于人体健康
	萝卜	萝卜与地黄不仅性味功能皆不合，且萝卜中含有的多种酶类会分解地黄中的梓醇，使药物失效，不利于症状的缓解

用药提示

◎ 气滞痰多、脘腹胀痛、食少便溏者忌服。
◎ 重用久服宜与陈皮、砂仁等同用，以免黏腻碍胃。
◎ 糖尿病患者慎服，鼻咽癌、甲状腺癌、乳腺癌患者忌用。

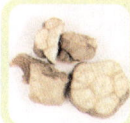

何首乌

◇补益精血
◇固肾乌须
◇养血祛风

【性味】性温,味苦、甘、涩。
【归经】归肝、心、肾经。

搭配宜忌

宜

人参	人参补气健脾,与何首乌同用可以补肝养血、益气健脾,适用于疟久不愈、气血两虚等体征
连翘	何首乌补益精血兼具解毒,与连翘同用可以增强解毒散结的作用,可以用于治疗瘰疬疮肿等症
鸡肉	何首乌与鸡肉同炖服,补肝养血、滋肾益精,适用于血虚、肝肾阴虚所致头晕眼花、脱肛、子宫脱垂等症

忌

| 动物血 | 动物血与何首乌一旦同服,会产生不易溶解的物质,影响吸收,从而降低药效,不利于症状的缓解 |

用药提示

◎ 大便溏泄及湿痰较重者不宜使用。
◎ 制首乌补肝益肾,生首乌解毒润肠,两者药效、性味皆有所不同,应注意区分使用。

阿胶

◇ 补血止血
◇ 滋阴润燥
◇ 润肺止咳

【性味】性平,味甘。
【归经】归肺、肝、肾经。

搭配宜忌

宜		
	人参	人参为气血大补之药,与阿胶配伍则补血滋阴、益肺止咳、止血的作用更强,适用于肺气阴不足之咳嗽、咯血等
	牛蒡子	牛蒡子宣肺止咳,与阿胶合用则滋阴润肺的功效更强,适用于肺热阴虚、燥咳痰少等
	白芍	白芍与阿胶配伍使用,可以增强滋阴养血止血的作用,适用于阴虚血少所致的各种出血症
	艾叶	艾叶安胎止血,与阿胶合用则可温津安胎、养血止血,适用于崩漏、胎动不安、妊娠下血等

用药提示

◎ 阿胶性质黏腻,有碍消化,凡脾胃薄弱、不思饮食或纳食不消、呕吐泄泻者忌服。
◎ 肾炎、肾功能不全者不宜单味久服。

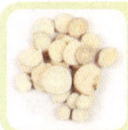

白芍

◇ 养血敛阴
◇ 柔肝止痛
◇ 平抑肝阳

【性味】性微寒，味甘、苦、酸。
【归经】归肝、脾经。

搭配宜忌

宜		
	石决明	石决明与白芍合用具有平肝镇静的作用，适用于津亏血少的阴虚阳亢、筋脉挛急等
	生姜	生姜与白芍配合使用，可以增强养血散寒的作用，适用于血虚有寒、行经腹痛或产后腹痛等血虚病症

忌		
	藜芦	白芍与藜芦相配属于中医"十八反"配伍禁忌，同用会影响药效，服用白芍期间应避免同用藜芦或相关制剂
	地高辛	白芍与地高辛等强心苷类药物同用会使药效累加，从而增加地高辛的毒性，不利于人体健康

用药提示

◎ 阳衰虚寒，症见气虚自汗、阳虚汗出者忌用。
◎ 产妇不宜单剂久服。
◎ 白芍生用、炒制、酒制功用略有不同，宜遵医嘱。

常用中药材宜忌速查

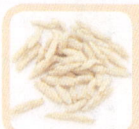

麦冬

◇ 养阴润燥
◇ 清心除烦
◇ 益胃生津

【性味】性微寒，味甘、微苦。
【归经】归肺、胃、心经。

搭配宜忌

宜	桑叶	两药配伍可以增强凉散风热、清热养阴、润肺止咳的作用，适用于燥热伤肺、干咳痰黏、肺肾阴虚、劳嗽咯血等
	柏子仁	柏子仁清心安神，与麦冬合用具有清心除烦、养心安神的功效，适用于阴虚火旺、心肾不交、心烦失眠、惊悸神疲等
忌	鲫鱼	服用麦冬者多为肺肾之阴不足，需要滋养阴液，鲫鱼利水消肿，与麦冬功能不协，共同食用可能导致药效抵消，不利于症状缓解
	木耳	木耳与麦冬同食会引起胸闷

用药提示

◎ 凡脾虚便溏、肺胃有痰饮湿浊及风寒咳嗽者忌服。
◎ 内伤生冷、脾胃虚寒、肾阳虚衰者不宜单味久服。
◎ 孕妇不宜多用。

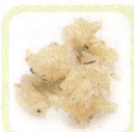
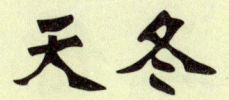

◇ 滋阴润燥
◇ 清肺降火
◇ 清热生津

【性味】性寒，味甘、苦。
【归经】归肺、肾经。

搭配宜忌

宜		
	麦冬	天冬与麦冬的性味功效皆相近，配伍使用可增强滋阴润肺的作用，适用于肺肾阴虚、劳嗽咯血等
	阿胶	合用可以增强滋阴降火、润肺止咳、化痰止血的作用，适用于肺痿日久、阴虚内热、咳痰带血等
	当归	天冬与当归配合，则养血滋阴、润肠通便的功效更强，适用于热病伤津、甚则阴亏血少之肠燥便秘等
	黄芪	同用具有双补气阴、滋阴润肺止咳的作用，适用于肺痨咳嗽、肺肾两伤、气阴不足、四肢羸瘦等

用药提示

◎ 脾虚便溏、虚寒泄泻者忌用。
◎ 虚寒咳嗽、风寒感冒者忌用。
◎ 煎煮天冬的时候，应避免使用铁器。

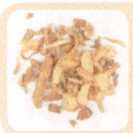

玉竹

◇ 滋阴润肺
◇ 生津止渴
◇ 养胃护肤

【性味】性微寒,味甘。
【归经】归肺、胃经。

🞧 搭配宜忌

宜

沙参	沙参养胃生津,与玉竹合用可增强滋阴润肺的作用,适用于燥热伤肺、干咳少痰、舌红少津等
生地黄	生地黄与玉竹配伍使用,则清热养阴、生津止渴的作用更强,适用于热病伤阴、津亏液少、烦热口渴、口舌干燥等
党参	党参与玉竹合用能益气养阴,适用于虚热发热、气阴两虚、形体羸瘦、神疲乏力、自汗盗汗等
鸭肉	鸭肉与玉竹同炖食适用于肺阴虚咳喘、糖尿病和胃阴虚的慢性胃炎、津亏肠燥引起的大便秘结等

💊 用药提示

◎ 脾胃虚弱、痰湿内蕴、中寒便溏者不宜服用。
◎ 玉竹有降血糖的功效,因此低血糖患者忌单味久服。
◎ 玉竹畏咸卤,服药期间饮食宜少油淡盐。

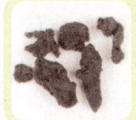

黄精

◇润肺滋阴
◇补脾益气
◇补肾益精

【性味】性平，味甘。
【归经】归脾、肺、肾经。

搭配宜忌

宜

沙参	两药配伍可增强滋补肺肾、滋阴生津的作用，适用于肺阴不足、燥咳少痰、舌红少苔等
玉竹	黄精与玉竹性味、功效皆相似，两者合用可以增强滋阴润肺、生津止渴的功效，适用于脾胃阴虚、口感食少、饮食乏味、大便干燥等
枸杞子	黄精与枸杞子合用具有补虚益气、润肺止咳的功效，适用于肺肾亏虚所致腰酸遗精、咳嗽等
山药	山药益气养阴，黄精补脾益气，两药配伍则补脾益胃功效更显著，适用于脾胃虚弱、体倦乏力等

用药提示

◎ 痰湿壅滞、中寒便溏、气滞腹胀者不宜服用。
◎ 服用黄精期间应禁食油腻食品。

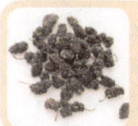

桑葚

◇滋阴补血
◇生津润肠
◇降低血脂

【性味】性寒，味甘、酸。
【归经】归心、肝、肾经。

搭配宜忌

宜	何首乌	何首乌与桑葚合用可以增强滋阴补血、固肾乌发的作用，适用于肝肾不足、阴血亏虚、腰膝酸软、须发早白等
	生地黄	生地黄与桑葚配伍具有滋阴清热、生津止渴的功效，适用于各种原因所致津伤口渴和内热消渴
	枳壳	枳壳与桑葚共用具有滋阴养血、生津润燥、行气导滞的功效，适用于肠燥便秘兼气滞腹胀或体弱肠运无力等
忌	鸭蛋	桑葚与鸭蛋同食会引起胃痛、消化不良等，对人体健康不利，长期同食甚至可能引起胃癌

用药提示

◎ 桑葚性寒，脾胃虚寒、腹泻便溏者忌服。
◎ 儿童过量服用可能导致中毒，症见腹痛、发热、呕吐等，因此要控制用量。

温里药 >>

附子

- 回阳救逆
- 补火助阳
- 散寒止痛

【性味】性大热,味辛、甘,有毒。

【归经】归心、肾、脾经。

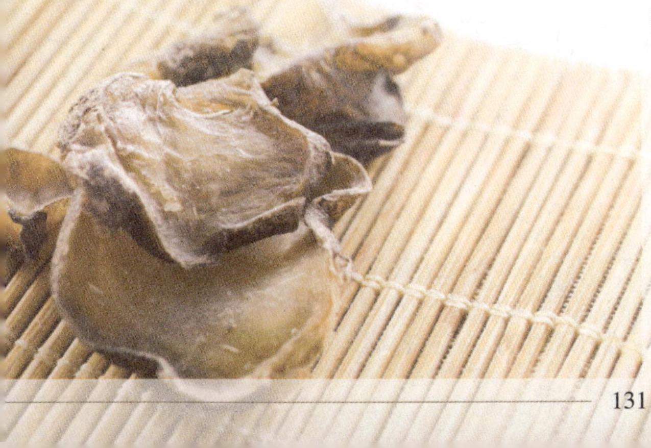

常用中药材宜忌速查

🔷 搭配宜忌

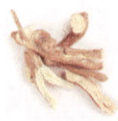

宜 白术

合用温经益气、散寒除湿，适用于风湿相搏之肢体关节疼痛者。

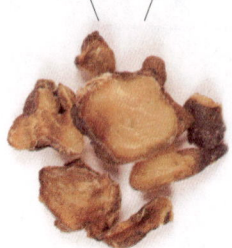

宜 杜仲

合用补肝肾、壮腰膝，适用于肾阳虚弱、腰膝酸软、小腹冷痛。

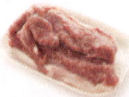

宜 羊肉

羊肉与制附子同炖适用于肾阳虚所致心悸、畏寒、手足不温、关节冷痛、阳痿等。

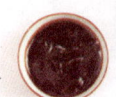

忌 豉汁

服用附子时不宜食用豆豉、豉汁、盐豉等食物，否则会影响疗效，并对身体不利。

💊 用药提示

◎ 非阴盛阳衰之症不宜服用，孕妇忌用。

◎ 附子服用过量或煎煮时间过短、配伍不当等均有可能引起中毒，应遵医嘱。

川乌

◇祛风除湿
◇温经止痛
◇抗炎降压

【性味】性热，味辛、苦，有大毒。
【归经】归心、肝、肾、脾经。

搭配宜忌

宜	麻黄	麻黄能疏风散寒，制川乌与麻黄合用，辛散宣通，适用于寒湿痹痛、疼痛剧烈且遇寒更甚、局部不温等
	羌活	制川乌与羌活合用可祛表里寒湿，适用于小儿风湿热、类风湿性关节炎证属热痹、烦闷口渴者
	白附子	制川乌与白附子合用具有散寒除湿、通络止痛的效果，适用于慢性关节炎肿胀不仁、屈伸不利等病症
	当归	制川乌与当归配伍，养血活血与逐风寒湿邪并用，适用于风寒湿痹、风寒头痛日久不愈者

用药提示

◎ 生川乌有大毒，多外用，慎内服；内服炮制品宜久煎；酒浸、酒煎服易导致中毒，慎用。
◎ 孕妇忌用。

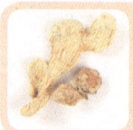

干姜

◇ 温中散寒
◇ 回阳通脉
◇ 温肺化饮

【性味】性热,味辛。
【归经】归脾、胃、心、肺经。

搭配宜忌

厚朴	干姜与厚朴配伍具有温中散寒、降逆除满的功效,适用于寒饮内停的胃脘胀闷、痞痛、寒饮喘咳、胸脘满闷者
薤白	干姜与薤白合用具有温通心阳、散寒通脉的功效,适用于胸阳不振、阴寒凝结、气滞痰阻或喘息咳唾之胸痹证
白术	白术健脾燥湿,与干姜合用则散寒燥湿功效更强,适用于脾胃虚寒、脘腹冷痛、呕吐泄泻
半夏	半夏能降逆止呕,与干姜合用则温中散寒、降逆止呕的功效更为显著,适用于虚寒呕吐

用药提示

◎ 干姜辛热燥烈,阴虚有热者忌用。
◎ 孕妇慎用。
◎ 幼儿服用需遵医嘱。

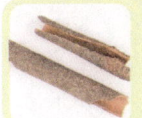

肉桂

◇补火助阳
◇散寒止痛
◇活血通经

【性味】性大热,味辛、甘。
【归经】归肾、脾、心、肝经。

搭配宜忌

宜	黄芪	肉桂与黄芪合用具有温阳益气、通畅血脉的功效,适用于气虚、阳虚及气血不足、阴疽等
	熟地黄	熟地黄与肉桂合用具有滋阴助阳、温补肝肾的功效,适用于肾阳不足、命门火衰、阳痿宫冷、腰膝冷痛者
	白术	白术具有健脾燥湿的功效,与肉桂合用可以补肾健脾,适用于脾肾阳虚、呕吐腹痛者
忌	赤石脂	肉桂与赤石脂配伍属于中医"十九畏"的搭配禁忌,合用会产生不良反应,危害人体健康,要尽量避免同用

用药提示

◎ 肉桂能助阳动血,凡阴虚阳盛、有出血倾向者忌用。
◎ 孕妇慎用。
◎ 服用肉桂期间应忌食生冷食品。

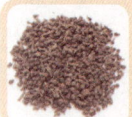

吴茱萸

◇ 散寒止痛
◇ 温中止呕
◇ 助阳止泻

【性味】 性热，味辛、苦，有小毒。
【归经】 归肝、脾、胃、肾经。

搭配宜忌

生姜	两者配伍则温胃降逆、散寒止呕的功效更强，适用于胃寒呕吐、厥阴头痛、少阴吐利等
小茴香	小茴香温肾暖肝，与吴茱萸合用具有暖肝散寒、行气止痛的功效，适用于寒滞肝脉、疝气疼痛等
当归	合用则温经散寒、调经止痛功效更强，适用于妇人胞宫虚寒之月经延期、量少、少腹疼痛等
木瓜	两者均入肝、脾经，合用具有温散下焦寒湿、舒经止痛的功效，适用于寒湿脚气、小腹胀满等

用药提示

◎ 吴茱萸具有兴奋子宫平滑肌的作用，故孕妇与先兆流产者慎用。

◎ 吴茱萸辛热燥烈，易动火伤阴，阴虚火旺者忌用。

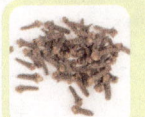

丁香

◇温中降逆
◇散寒止痛
◇温肾助阳

【性味】性温，味辛。
【归经】归脾、胃、肾经。

搭配宜忌

宜	砂仁	两者合用则温中行气、止呕止泻的作用更强，适用于脾胃虚寒、湿阻气滞所致脘腹冷痛、食少吐泻等
	半夏	半夏具有降逆止呕的功效，与丁香合用，则温中降逆、和胃止呕的功效更强，适用于胃寒呕吐者
	肉桂	肉桂与丁香性味、功效皆相似，合用可以增强温肾助阳起痿的作用，适用于肾阳不足、命门火衰、阳痿宫冷、腰膝冷痛等
忌	郁金	郁金与丁香的配伍属于中医"十九畏"配伍禁忌，两者之间存在药理拮抗作用，共用可能损害人体健康

用药提示

◎ 丁香性温而燥，凡热证忌用。
◎ 出血性疾病患者不宜单味久服。
◎ 丁香宜煎、研磨，不可见火。

收涩药 >>

浮小麦

- 固表止汗
- 益气除热

【性味】性凉,味甘。
【归经】归心经。

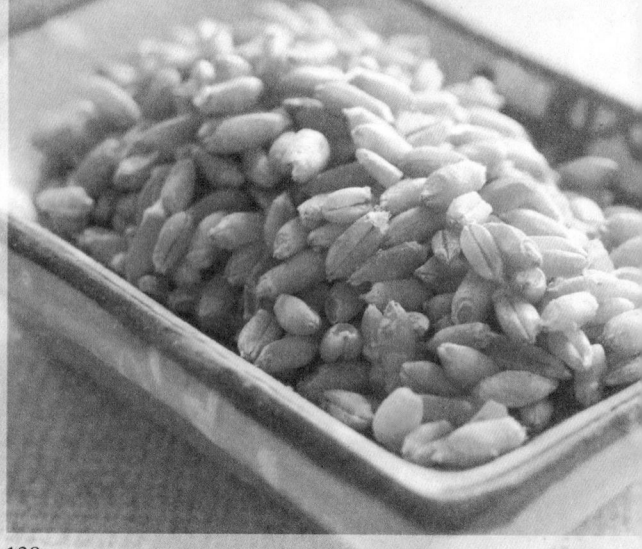

搭配宜忌

宜 黄芪

合用可益气固表、养心清热而止汗，适用于表虚自汗诸证。

宜 酸枣仁

两药合用具有养心敛汗的功效，可用于治疗心气不足、体倦汗出之证。

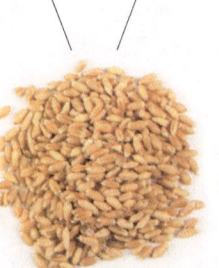

宜 生地黄

合用有滋阴退热、敛液止汗的功效，治疗阴虚热扰、迫津外泄之盗汗、烦热。

宜 大米

同煮粥入药膳，可以作为气虚失眠、自汗盗汗等症的食疗。

用药提示

- 表邪未尽、汗出者忌用。
- 体虚便溏者慎用。
- 浮小麦能保护肝脏，服药期间应避免饮酒。

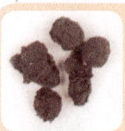

乌梅

◇ 敛肺止咳
◇ 涩肠止泻
◇ 安蛔止痛

【性味】性平，味酸、涩。
【归经】归肝、脾、肺、大肠经。

搭配宜忌

宜	木瓜	合用可疏肝和胃，理脾化湿，适用于气阴两伤、慢性胃病、慢性胃炎、胃溃疡、十二指肠溃疡等
	甘草	乌梅与甘草合用甘酸化阴、生津止渴、润肺止咳作用增强，适用于虚热消渴、干咳久咳等
	黄连	合用能清肝胃实火，适用于肝胃热盛、不思饮食、烦躁腹痛、面赤心烦、身热吐蛔等
忌	猪肉	乌梅与猪肉功用相悖，服用乌梅期间食用猪肉可能不利于药效发挥；另外，猪肉不易消化，与乌梅同食，有可能引起身体不适

用药提示

◎ 外有表证、内有实热积滞者不宜服用。
◎ 菌痢、肠炎初期患者，经期女性、孕妇及产妇忌食。
◎ 乌梅多食会有损脾胃，服用时应注意用量。

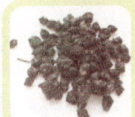

五味子

◇ 收敛固涩
◇ 益气生津
◇ 补肾宁心

【性味】性温,味酸、甘。
【归经】归肺、心、肾经。

搭配宜忌

宜		
	细辛	细辛温肺化饮,与五味子配伍可以止咳平喘,主治风寒感冒、咳吐白痰或寒饮咳喘、肺肾两虚诸症
	干姜	五味子与干姜合用可以利肺气、平喘逆、化痰饮、止咳嗽,主治肺寒咳嗽、寒痰为患、咳逆上气等
	核桃仁	核桃仁补肾固精、温肺定喘,与五味子合用对肾虚耳鸣及神经衰弱之失眠均有疗效
	五倍子	五味子与五倍子合用能敛肺止咳、涩肠止泻、固精敛汗,适用于肺虚久咳、久泻久痢、自汗盗汗等滑脱不止证

用药提示

◎ 五味子性温,凡表邪未解、内有实热、咳嗽初起、麻疹初期均不宜服用。
◎ 溃疡病人忌用。

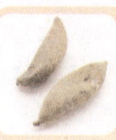

五倍子

◇ 敛肺降火
◇ 固肾涩精
◇ 止血止泻

【性味】性寒,味酸、涩。
【归经】归肺、大肠、肾经。

搭配宜忌

宜	茯苓	五倍子与茯苓配伍能健脾补中、涩肠止泻,适用于脾虚湿盛、泻痢不止、久泻便血者
	地榆	地榆酸敛收涩、清热凉血,与五倍子合用则收敛止血的功效更强,适用于便血、痔血等症
忌	乌梢蛇	乌梢蛇与五倍子中的某些生物活性成分融合会对人体产生不良影响,两者同食会刺激肠胃,并有可能引起腹痛、呕吐、恶心或腹泻等症状
	海藻	五倍子与海藻同食容易生成不易消化的物质,从而影响人体对营养物质的消化吸收,不利用于症状缓解

用药提示

◎ 外感风寒或肺有实热之咳嗽及积滞未清之湿热泻痢者忌服。

◎ 五倍子过量服用会损害肝脏,因此需要控制用量。

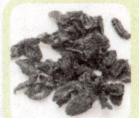

山茱萸

◇ 补肾益肝
◇ 收敛固涩
◇ 固经止血

【性味】性微温，味酸、涩。
【归经】归肝、肾经。

搭配宜忌

宜		
	白芍	两药配伍既能补益肝肾、补血固崩，又能补虚固脱，适用于崩漏、吐衄、失血过多、自汗盗汗等
	牡蛎	二药配伍则收敛固涩、敛阴止汗、救亡固脱的功效更强，适用于自汗盗汗、男子遗精滑精、女子带下诸证
	补骨脂	补骨脂固精缩尿，与山茱萸配伍则补肾益精功效更强，适用于肝肾亏损所致阳痿、遗精、头晕耳鸣等
忌	猪心	山茱萸与猪心同食会降低药效，甚至产生不良反应、引起身体不适，因此服药期间要避免食用猪心

用药提示

◎ 命门火炽、素有湿热而致小便淋涩者不宜使用。
◎ 服用山茱萸期间，不宜食用或饮用酸性的食品。
◎ 幼儿慎用。

覆盆子

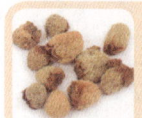

◇固精缩尿
◇补益肝肾
◇助阳明目

【性味】性微温,味甘、酸。
【归经】入肝、肾经。

搭配宜忌

宜	杜仲	杜仲益肝补肾,与覆盆子合用则补肾益精作用增强,适用于肾虚腰痛、畏寒足冷等
	益智仁	覆盆子与益智仁配伍能温肾助阳、缩尿止遗,治下元虚冷之尿频、遗尿、夜尿多及遗精、滑精等症
	金樱子	合用可以补肾益精、固精缩尿,适用于肾虚精关不固所致遗精、早泄、腰膝酸软、遗尿、尿频等
	桑螵蛸	覆盆子与桑螵蛸均有补益肝肾的作用,两者合用则固精缩尿功效更强,适用于肝肾不足之遗精、尿频等

用药提示

◎ 肾虚有火、小便短赤者慎用。
◎ 强阳不痿者禁用。
◎ 服用覆盆子期间,应忌食辛辣、鱼腥等食物。

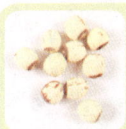

莲子

◇ 固精止带
◇ 补脾止泻
◇ 益肾养心

【性味】性平,味甘、涩。
【归经】归脾、肾、心经。

搭配宜忌

宜		
山药	莲子与山药相配具有健脾益气、收涩止泻的作用,适用于脾胃气虚所致便溏泄泻、消瘦乏力、胸脘痞闷等
芡实	两药功效相近,合用则健脾止泻、补肾固精等功效更强,适用于脾虚泄泻、白带、滑精、小便频数等
酸枣仁	酸枣仁与莲子合用能养心安神、交通心肾、补脾益肾,适用于心脾不足所致心悸失眠、怔忡健忘等
金樱子	金樱子与莲子合用则固精止带的作用更强,适用于肾虚精关不固所致遗精、滑精及带下等

用药提示

○ 大便燥结者不宜使用。
○ 女性产后不宜单味久服。
○ 服用莲子期间不宜饮用牛奶,否则可能加重便秘。

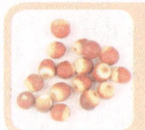

芡实

◇ 益肾固精
◇ 健脾止泻
◇ 除湿止带

【性味】性平,味甘、涩。
【归经】归脾、肾经。

搭配宜忌

金樱子	金樱子与芡实共用,则益肾固精、补脾止泻的功效更强,适用于脾肾两虚、肾气不固、男子遗精、女子带下等
山药	芡实与山药合用,则健脾祛湿、涩肠止泻、益肾固精功效更强,适用于脾虚湿胜泄泻、带下等
白术	芡实与白术配伍具有健脾祛湿、收涩止带的功效,可用于治疗脾虚湿胜所致带下等
大米	大米与芡实是最相宜的药膳配伍,两者一并煮粥,具有益肾固精的功效,可用作治疗肾虚型哮喘的食疗,宜长期服用

用药提示

◎ 芡实性敛涩,大小便不利者不宜用。
◎ 凡湿热为患所致遗精白浊、尿频带下、泻痢者忌用。
◎ 食滞不化者慎服。

驱虫药 >>

使君子

- 杀虫
- 消积
- 健脾

【性味】性温,味甘。
【归经】归脾、胃经。

🟢 搭配宜忌

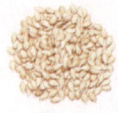

宜 南瓜子

合用则杀虫之力更强，用于治疗小儿蛔虫腹痛症情较重者。

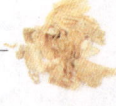

宜 鸡内金

合用可以健脾消疳，可用于治疗小儿疳积兼有食积者。

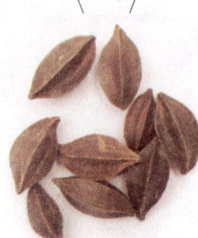

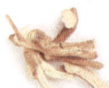

宜 白术

合用可以健脾补气，兼能消疳，适用于小儿疳积兼脾虚气弱者。

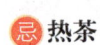

忌 热茶

同服会引起呃逆、呕吐、腹泻等，服用使君子以后也忌饮热茶。

💊 用药提示

◎ 过量服用会引起呃逆、眩晕、呕吐等反应，应注意用量。

◎ 过敏体质者禁用。

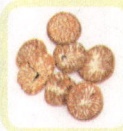

槟榔

◇驱虫消积
◇行气利水
◇抗病毒

【性味】性温,味苦、辛。
【归经】归胃、大肠经。

搭配宜忌

宜		
	鸡内金	槟榔与鸡内金配伍使用,则健脾益胃、消积导滞的功效更强,适用于食积内停之腹痛拒按、食少纳呆、腹泻等
	木香	槟榔与木香合用,具有行气止痛、导滞消涨、燥湿杀虫的功效,适用于胃肠积滞至脘腹胀满疼痛、食欲不振、虫积腹痛、痢疾初起等
	泽泻	槟榔行气利水,和泽泻合用则行气利水的功效更强,可以治疗水肿实证
	草果	草果与槟榔合用具有消积化滞、截疟的功效,适用于治疗疟疾寒热久发不止

用药提示

◎ 槟榔下气破积能力较强,能伤正气,故脾虚便溏、气虚下陷者忌用。
◎ 孕妇慎用。

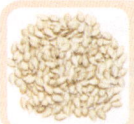

南瓜子

◇杀虫
◇补脾益气
◇润肺燥

【性味】性平,味甘。
【归经】归胃、大肠经。

搭配宜忌

宜

槟榔	两者同为杀绦虫要药,配用则杀虫力增强,具有行气导滞功效,适用于绦虫、蛔虫等肠道寄生虫病
花生仁	两者合用具有滋养调气的功效,可以用于治疗营养不良、面色萎黄等,多与胡桃仁同用
泻药	可用于治疗顽固性猪肉绦虫病;早晨空腹食南瓜子 60~120 克,2 小时后服槟榔煎剂,再半小时后服泻药,下午或次日即可排出
蜂蜜	蜂蜜润肠通便,鲜南瓜子仁捣烂加水,蜂蜜调匀,空腹顿服,可用于去杀绦虫,治疗绦虫病

用药提示

◎ 干品南瓜子多食会导致壅气滞隔,非特殊用药不宜多食。
◎ 服用南瓜子期间应忌食牛、羊肉等发物。

祛风湿药 >>

独活

- 祛风除湿
- 通痹止痛
- 解表

【性味】性微温,味辛、苦。

【归经】归肾、膀胱经。

常用中药材宜忌速查

搭配宜忌

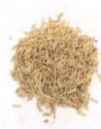

宜 麻黄

祛风解表、除湿止痛,适用于外感风寒、表实无汗、身痛等。

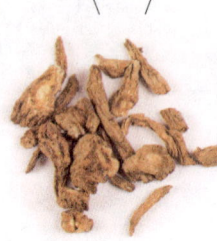

宜 细辛

祛湿散寒、通痹止痛,适用于风寒外邪之头痛、风寒湿痹之腰痛等。

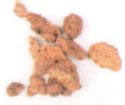

宜 苍术

发汗祛风、除湿止痛,适用于风湿外感所致头疼、身痛及痹证关节肿胀疼痛。

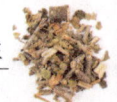

宜 桑寄生

祛风除湿、益肾壮骨,适用于肝肾不足或风湿侵袭经络之腰膝酸痛、足软麻木等。

用药提示

- 高热无风、寒湿表证、阴虚血燥者慎服。
- 独活有降血压的作用,低血压患者忌单味久服。

家庭用药宜忌随身查

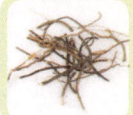

威灵仙

◇祛风除湿
◇通络止痛
◇消痰散癖

【性味】性温，味辛、咸。
【归经】归膀胱经。

搭配宜忌

宜	羌活	二药相配则除风湿、通经络、止痹痛的效果更佳，适用于痹证、关节疼痛等，尤以上半身痹痛多用
	桑寄生	威灵仙与桑寄生合用能养血祛风湿，桑寄生可以缓和威灵仙药性，适用于体虚风湿痹痛者
	砂仁	砂仁与威灵仙相配有宽中化骨鲠的功效，适用于鱼骨鲠喉；此外两者还能行气通络，适用于治疗气滞胃痛
忌	面汤	威灵仙与面汤同服会影响其通络止痛的功效，不利于疼痛症状的缓解，服药期间应避免食用面汤

用药提示

○ 威灵仙辛散走窜，久服易伤正气，气虚血弱者慎服。
○ 贫血、肢麻、痉挛者忌服。
○ 孕妇慎用。

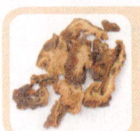 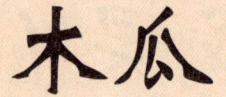

◇ 疏经活络
◇ 和胃化湿
◇ 抗疫杀虫

【性味】性温，味酸。
【归经】归肝、脾经。

搭配宜忌

宜		
	吴茱萸	两药共用可以和胃化湿、疏经活络、温中止痛，适用于寒湿困脾、霍乱吐泻转筋、下肢痿软、疝气腹痛等
	槟榔	木瓜与槟榔配伍使用，具有通络化湿、利水消肿的功效，适用于寒湿下注、脚气水肿等症
	薏米	两药合用能健脾利湿、舒筋除痹，适用于湿滞经络之脚气水肿，夏日伤湿之呕吐、腹痛腹泻等
忌	氨茶碱	木瓜味酸，服用氨茶碱时同食木瓜会加快氨茶碱的排泄，降低其疗效，不利于症状的缓解

用药提示

◎ 内有郁热、小便短赤及胃酸过多者忌服。
◎ 精血亏虚、真阴不足引起的腰膝无力者不宜使用。
◎ 伤食脾胃未虚、积滞多者不宜使用。

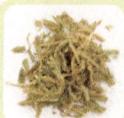

伸筋草

◇ 祛风除湿
◇ 舒筋活络
◇ 清肝明目

【性味】性温,味微苦、辛。
【归经】归肝、脾、肾经。

搭配宜忌

宜	木瓜	两者功效相似,合用则舒筋活络、除湿和胃的功效更为显著,适用于腿足转筋、呕吐泄泻
	桑枝	桑枝能祛风湿、通经络,且寒热痹证通用,与伸筋草配伍可用于风湿痹痛、筋脉拘急、跌打损伤
	鸡血藤	两者配伍既能养血活血又能祛风除湿,适用于年老或血虚感受风湿所致的肢体麻木或关节疼痛等
忌	抗生素、磺胺药	有报道伸筋草与多种西药合用出现过敏性皮炎,在服用伸筋草及相关制剂期间应避免配服西药

用药提示

◎ 孕妇及出血过多者禁用。
◎ 伸筋草在炮制时不宜水浸。
◎ 伸筋草可以酒浸,制为药酒以加强祛风除湿功效。

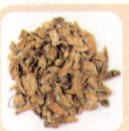

秦艽

◇祛风湿
◇除黄疸
◇退虚热

【性味】性平,味辛、苦。
【归经】归胃、肝、胆经。

🔸 搭配宜忌

宜		
	地骨皮	两者皆有清热除蒸的功效,配伍使用则效果更强,适用于热病余邪不尽、邪伏阴分或骨蒸潮热
	白薇	秦艽与白薇合用能调和药性,养阴清热、通络止痛,适用于阴虚热痹者或寒湿痹症久用温燥之品等
	天麻	两药合用具有祛风除痹、通络止痛的功效,适用于风寒湿痹、关节疼痛及中风手足不遂或麻木等
	茵陈	茵陈具有利湿化浊退黄的功效,与秦艽合用则利湿退黄作用更强,适用于湿热黄疸、小便不利

💊 用药提示

◎ 久病虚羸、溲多、脾虚便溏者忌用。
◎ 服用秦艽期间,不能饮用牛奶。
◎ 下部虚寒人,及小便不禁者勿服。

家庭用药宜忌随身查

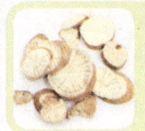

防己

◇ 祛风逐湿
◇ 利水消肿
◇ 止痛

【性味】性寒,味苦、辛。
【归经】归膀胱、肺经。

搭配宜忌

宜	五加皮	两药合用适用于肝肾亏虚之人所患的风湿痹证且湿重者,亦可用于风湿痹症之腰脊冷痛、酸痛、关节疼痛等
	黄芪	两药合用益气利水,适用于风水、风湿、症见脉浮身重、汗出恶风、小便不利、湿痹等
	茯苓	茯苓与防己功用相似,两药配伍则健脾利湿、消肿除饮功效更强,适用于湿热内盛所致水肿、小便不利等
忌	异丙嗪等抗组胺药	防己中的部分成分会与抗组胺药中的成分发生反应,可能导致蓄积性中毒,危害人体健康

用药提示

◎ 防己易伤胃气,胃纳不佳、阴虚体弱者慎服。
◎ 青光眼、急性肠胃炎、急性细菌性痢疾患者忌用。
◎ 食欲不振及阴虚无湿热者忌用。

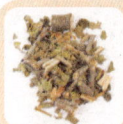

桑寄生

◇祛风除湿
◇强筋健骨
◇养血安胎

【性味】性平,味苦、甘。
【归经】归肝、肾经。

搭配宜忌

宜	天麻	天麻与桑寄生配伍使用,能滋养肝肾阴血、平肝息风,适用于治疗肝肾阴虚、风阳上扰所致头晕头痛等
	当归	两药是养血安胎常用配伍,适用于血虚之胎动不安,也可治疗妇女肝肾不足之经闭、血虚腰痛等
	决明子	决明子与桑寄生合用,则补肝益肾、清肝泻热的功效更强,适用于肝火上炎之头痛、头眩、目赤肿痛等
忌	氢氧化铝	桑寄生的主要有效成分是黄酮类,与氢氧化铝同服会生成金属络合物,影响药物吸收

用药提示

◎ 非肝肾不足者慎用。
◎ 临床应用桑寄生注射剂时,偶见头胀、头晕、咽部热感等反应,但不影响治疗。

平肝息风药 >>

石决明

- 平肝潜阳
- 清肝明目
- 收敛止血

【性味】性寒,味咸。
【归经】归肝经。

搭配宜忌

宜 菊花
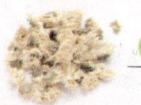

清肝明目兼养益肝阴，适用于肝火目赤肿痛、视物昏花等。

宜 白芍
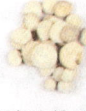

合用则滋养肝阴功效更强，适用于阴虚阳亢、肝阴血虚、头目眩晕等。

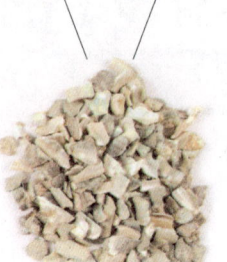

宜 夏枯草
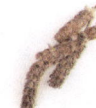

适宜于配伍治疗肝阳独亢而有热象、头晕头痛、烦躁失眠者。

忌 醋
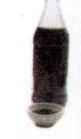

石决明中含碳酸钙90%以上，与醋同服会导致疗效降低。

用药提示

◎ 石决明咸寒，易伤脾胃，凡脾胃虚寒、食少便溏者慎用。

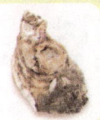

牡蛎

◇ 平肝潜阳
◇ 收敛固涩
◇ 软坚散结

【性味】性微寒,味咸、涩。
【归经】归肝、但、肾经。

搭配宜忌

宜		
	龙骨	龙骨与牡蛎功效相近,合用可以相互促进,增强益阴潜阳、镇惊安神等功效,适用于肝阳上亢之头晕头痛、自汗盗汗等
	鳖甲	牡蛎与鳖甲均有软坚散结之力,合用则功效加强,适用于治疗癥瘕积聚、妇人崩中漏下等
	天花粉	天花粉与牡蛎合用,具有清热生津、降痰火、散坚结的功效,适用于痰火郁结之瘿瘤、瘰疬痰核等
忌	酸性食品	牡蛎主要成分为碳酸钙,与醋、酸菜、果汁等酸性食品同服会降低药效,不利于症状的缓解

用药提示

◎ 脾胃虚寒者及孕妇慎用。
◎ 煎服牡蛎之前宜打碎先煎,单味久服会导致纳呆、腹胀、便秘,需注意用量。

常用中药材宜忌速查

钩藤

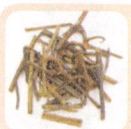

◇ 清热平肝
◇ 息风止痉
◇ 镇静

【性味】性微寒，味甘。
【归经】归肝、心包经。

搭配宜忌

宜		
	天麻	钩藤能减天麻之燥，平肝息风而无弊害，适用于肝风内动、风痰上扰所致眩晕头痛、手足麻木等
	牛膝	两药配伍既能平肝息风，还能清热降压，可治疗头晕目眩、头痛头胀、半身麻木、膝软乏力等
	薄荷	钩藤与薄荷合用可祛风热、利咽喉、平肝风，对小儿初起风热有预防抽搐之效，也可治疗风阳上扰所致头晕头痛
	菊花	钩藤与菊花合用，一疏一清，平降肝阳、清热祛风，可用于治疗外感风热或肝阳上亢所致眩晕头痛

用药提示

◎ 钩藤中的有效成分钩藤碱加热后容易破坏，故不宜久煎，一般不超过20分钟。
◎ 钩藤性寒，体内无火者慎用。

天麻

◇ 息风止痉
◇ 平抑肝阳
◇ 祛风通络

【性味】性平，味甘。
【归经】归肝经。

搭配宜忌

宜		
	川芎	川芎与天麻均入肝经，两药合用具有平肝息风、行气开郁、补益肝血的功效，可用于治疗眩晕、头痛等
	防风	防风与天麻两药合用既可以息风定惊，又可以辛温发表，具有祛风除湿、通络止痛功效，可治疗肢体麻木、风湿痹痛
	半夏	天麻与半夏合用则降逆化痰、息风止痉的功效更强，可用于治疗痰饮上逆之眩晕头痛等
	全蝎、僵蚕	三药功效相似，相须为用，具有抗惊厥、祛风通络、止痛的作用，善于治疗惊风、抽搐

用药提示

◎ 天麻性偏燥，凡阴血虚损而虚风内动者不宜单独使用，应与补阴养血药配伍应用。
◎ 凡病人见津液衰少，血虚、阴虚等，均慎用天麻。

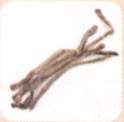

地龙

◇ 清热息风
◇ 清肺定喘
◇ 利尿降压

【性味】性寒,味咸。
【归经】归肝、脾、膀胱经。

搭配宜忌

宜		
	附子	两药合用,温通经脉、散寒除湿、通痹止痛,用于治疗寒湿痹痛不能转侧、骨节烦疼、关节不得屈伸
	蜈蚣	蜈蚣与地龙两药同入肝经,合用可以增强息风止痛的效果,具有平肝息风、定痉止痛的功效
	夏枯草	夏枯草与地龙同入肝经,夏枯草降肝火、平肝阳,与地龙配伍则清肝泻火的功效更为显著,但脾胃虚寒者不宜用此配伍
	天麻	两药相辅相成,既能缓肝息风治晕,又能通络息风止痛,常配伍使用,治晕止痛,收效显著

用药提示

◎ 脾胃虚弱或无实热者忌用。
◎ 过敏体质、低血压患者忌用。
◎ 使用地龙要掌握剂量,注意加工炮制。

利水渗湿药 >>

茯苓

- 利水消肿
- 健脾和胃
- 宁心安神

【性味】性平，味甘、淡。
【归经】归心、肺、脾经。

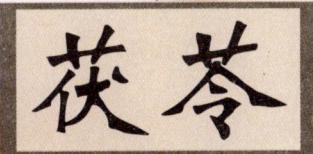

🔵 搭配宜忌

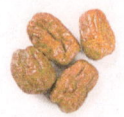

宜 红枣

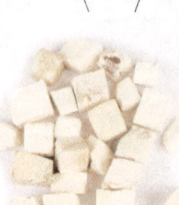

两药可以配合煮粥，有补益脾胃、利湿止泻的功效，对小儿脾虚久泻有明显疗效。

宜 山药

可以配合熬粥、炖汤，有补脾止泻、利水渗湿的功效，对小便频数、脾虚泄泻有食疗功效。

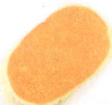

忌 面包

 忌 醋

面包中的有机酸会减弱茯苓的药效，不利于症状的缓解。

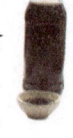

醋和米醋等酸性食品中含有有机酸，会削弱茯苓的药效，不利于症状的缓解。

🟢 用药提示

◎ 阴虚津液枯乏者、滑精者及阴虚而无实热、虚寒滑精、气虚下陷者慎服。
◎ 低血压、低血糖患者不宜长期大量服用。

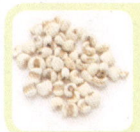

薏米

◇利水渗湿
◇清热排脓
◇健脾止泻

【性味】性微寒,味甘、淡。
【归经】归脾、胃、肺经。

搭配宜忌

宜	白术	白术益气健脾燥湿,与薏米合用可以增强其健脾祛湿的功效,适用于脾虚湿盛之大便溏薄、身倦乏力者
	冬瓜皮	两者合用,有健脾利水消肿的功效,也可以入药膳,适用于湿热盛而脾虚之水肿、小便短少者
	大米	两者搭配煮粥可以作为主食,常食养生,薏米大米粥具有健脾利湿的功效,可以减轻脾虚泄泻的症状
忌	海带	海带中含有铁元素,与薏米同食会阻碍人体对薏米中铁元素的吸收,从而影响疗效,不利于症状的缓解

用药提示

◎ 脾胃津液耗发所致脾约便难者忌食。
◎ 孕妇忌食薏米,否则会对胎儿产生不利影响,严重者甚至会引发流产。

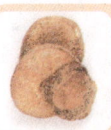

泽泻

◇ 利水渗湿
◇ 泄热
◇ 消肿

【性味】性寒，味甘、淡。
【归经】归肾、膀胱经。

搭配宜忌

宜

牡丹皮	牡丹皮凉血而清肝胆之火，与泽泻合用可以肝肾同治，泻虚火之力更强，适用于虚火所致骨蒸潮热等
白术	白术健脾燥湿，与泽泻合用能缓和药性，健脾利湿，适用于脾虚湿停所致小便不利、水肿泄泻、淋浊带下等
木通	泽泻与木通配伍，利水渗湿、泻心火的功效更强，适用于热淋、血淋、石淋、小便短赤涩痛、水肿、黄疸等

忌

海蛤、文蛤	属于中医"十九畏"中的禁忌配伍，泽泻与海蛤、文蛤同用可能会产生副作用

用药提示

◎ 无湿热者及肾虚滑精者忌服。

◎ 泽泻具有肝毒性，如服用不当容易影响肝肾功能，肝功能不全者请遵医嘱。

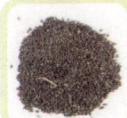

车前子

◇ 利尿通淋
◇ 渗湿止泻
◇ 清肝明目

【性味】性微寒,味甘。
【归经】归肝、肾、肺、小肠经。

搭配宜忌

宜		
	白茅根	两药配用具有利水通淋、凉血止血的功效,适用于水湿内停所致小便不利、下肢水肿,水热互结所致尿少、尿痛、尿血等
	木通	两药合用,清热渗湿、利水通淋,适用于湿热蕴结膀胱之小便短赤、淋沥涩痛、水肿等
	熟地黄	熟地黄补肝益肾,与车前子配伍能泻肝热、明目、补益肝肾,适用于肝肾阴虚所致视物不清、小便短少等
	海金沙	海金沙通淋排石,两药合用可以增强清利湿热通淋的功效,适用于湿热蕴结膀胱所致小便涩痛、结石等

用药提示

◎ 车前子苦寒渗湿,凡内伤劳倦、阳气下陷、肾虚滑精者及孕妇慎用。
◎ 缺铁性贫血患者及轻度烧伤患者忌用。

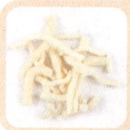

通草

◇利尿通淋
◇通气下乳
◇明目退热

【性味】性微寒，味甘、淡。
【归经】归肺、胃经。

搭配宜忌

宜		
	滑石	滑石与通草配伍使用，具有清暑利湿的功效，适用于湿热蕴蒸所致头痛身重、胸闷小便滞涩不爽等
	薏米	通草与薏米均有利尿通淋的功效，合用则清利湿热的效力更强，适用于湿热所致温病初起症
	穿山甲	两药搭配具有通气通络、通经下乳的功效，可用于治疗气血瘀滞、乳脉不通之乳汁不下等症
	木通	木通清心利尿，与通草配伍使用则清热、渗湿、利水的功效更为显著，可用于治疗淋证之小便不利、淋沥涩痛等症

用药提示

◎ 通草通经下乳，孕妇慎用。
◎ 气阴两虚、内无湿热者慎用。
◎ 通草性微寒，中寒者慎用。

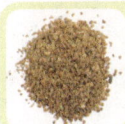

地肤子

◇ 利尿通淋
◇ 清热利湿
◇ 祛风止痒

【性味】性寒,味辛、苦。
【归经】归肾、膀胱经。

搭配宜忌

宜	蛇床子	两者均有祛风燥湿、杀虫止痒的作用,适用于阴部瘙痒、湿疮湿疹、疥癣等,不论寒热均可使用
	党参	党参补中益气,与地肤子同用则益气通淋的功效更为显著,可用于治疗阳虚气弱、小便不利等症
	苦参	苦参与地肤子搭配,其清利湿热、杀虫止痒的功效更为显著,主治皮肤瘙痒、湿疹、湿疮、阴痒等
忌	米汤	地肤子中含有维生素A,而米汤中所含有的一种脂肪氧化酶会破坏维生素A,从而影响药效,不利于症状的缓解

用药提示

◎ 临床偶见过敏反应,出现荨麻疹、口唇起疱等症状,停药即可消失。
◎ 地肤子内服外用均可,外用多使用煎剂熏洗。

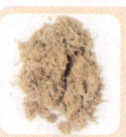

茵陈

◇利湿退黄
◇解毒疗疮
◇利胆

【性味】性微寒，味苦、辛。
【归经】归脾、胃、肝、胆经。

搭配宜忌

附子	茵陈与附子配用，利湿退黄而不至苦寒伤阳，适用于阴黄，症见黄色晦暗、胸痞脘胀、神疲畏寒、大便不实等
大黄	茵陈与大黄配用，可使湿热之邪同时从大小便而出，清热之力更强，适用于黄疸初期、热重于湿者
泽泻	泽泻利水渗湿，与茵陈合用有利湿退黄的功效，且利水能力更强，适用于湿热黄疸、湿重于热而小便不利者
蚬肉	茵陈、蚬肉可同煮汤入药膳，有清热利湿解毒的功效，民间常用于治疗急性黄疸型肝炎

用药提示

◎ 蓄血发黄及血虚萎黄者慎用。
◎ 大量服用可致恶心、呕吐、心律不齐等，故不宜单味久服。

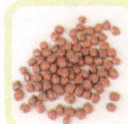

赤小豆

◇利水消肿
◇解毒排脓
◇健脾止泻

【性味】性平,味甘、酸。
【归经】归脾、心、小肠经。

搭配宜忌

宜	白茅根	白茅根具有凉血止血、清热利尿的功效,与赤小豆配伍使用尤其适用于猝然大腹水肿
	南瓜	南瓜与赤小豆可以搭配入药膳,有一定的健美、润肤功效,对于感冒、胃痛、咽喉痛等疾病也有一定食疗效果
	鲤鱼	两者均有利水消肿的功效,赤小豆鲤鱼汤是治疗营养不良性水肿、慢性肾炎、肝硬化腹水等症的优良食疗方
忌	羊肝、羊肚	赤小豆与羊肝、羊肚不仅性味、功效皆相背,会互相抵消疗效,一起食用还容易引发食物中毒

用药提示

◎ 久病体虚、胃脘胀满者不宜多食赤小豆。
◎ 阴虚而无湿热者及小便清长者忌食。
◎ 蛇咬伤者,百日忌食赤小豆。

化痰止咳平喘药 >>

半夏

- 燥湿化痰
- 降逆止呕
- 消痞散结

【性味】性温，味辛，有毒。

【归经】归脾、胃、肺经。

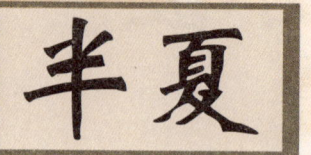

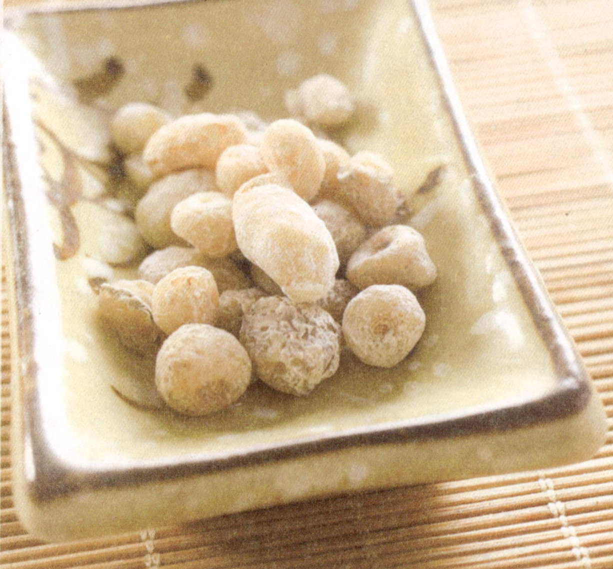

搭配宜忌

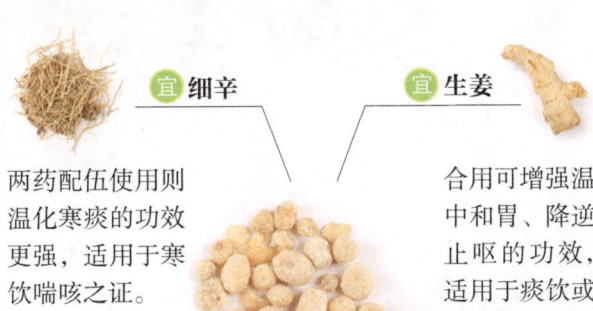

宜 细辛

两药配伍使用则温化寒痰的功效更强,适用于寒饮喘咳之证。

宜 生姜

合用可增强温中和胃、降逆止呕的功效,适用于痰饮或胃寒所致呕吐之证。

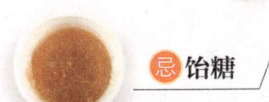

忌 饴糖

饴糖生痰动火,与半夏作用和药理相反,不宜同用。

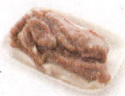

忌 羊肉

羊肉与半夏相配易产生不良反应,引起身体不适。

用药提示

◎ 半夏性温燥,凡阴燥虚咳、津伤口渴、血证、热痰、燥痰患者应慎用。

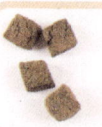

天南星

◇ 燥湿化痰
◇ 祛风解痉
◇ 散结消肿

【性味】性温，味苦、辛，有毒。
【归经】归肺、肝、脾经。

搭配宜忌

宜

枳实	枳实长于行气化痰，与天南星共用则化痰消痞的功效更强，适用于湿痰阻肺、胸膈胀闷等症
天麻	天麻息风止痉，与天南星同用既能祛经络之风痰，又能息肝风而止痉，适用于风痰眩晕
雄黄	天南星外用可以攻毒消肿，雄黄能杀虫疗疮，两药同外用可以增强消肿解毒止痛之功效，适用于毒蛇咬伤及痈肿疮疡
半夏	半夏长于燥湿化痰，与天南星配服可以使疗效更为显著，适用于湿痰咳嗽、风痰眩晕者，症见中风、癫痫等

用药提示

◎ 天南星苦辛温燥，阴虚痰燥、血虚证者忌用。
◎ 生天南星对皮肤、口腔等具有刺激作用，需要炮制使用。

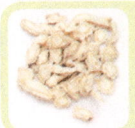

桔梗

◇ 宣肺利膈
◇ 止咳祛痰
◇ 利咽排脓

【性味】性平，味苦、辛。
【归经】归肺经。

🔶 搭配宜忌

桑叶	桑叶既能疏风散热，又能清肺润燥，与桔梗配伍使用可以增强宣肺化痰止咳的功效，适用于外感风热、咳嗽痰黄之证
杏仁	两药合用既能开宣肺气、又能降泄止咳，相辅相成，适用于肺气壅滞、咳喘痰盛者，无论寒热、虚实，皆可随证配伍
枳壳	两药配伍使用，能升降上下气机、宣胸利膈、止咳祛痰，适用于胸膈痞满、肠鸣不痛及胸闷咳痰等
半夏	两药配服，具有宣肺降气、止咳化痰的功效，适用于外感风寒或宿有湿痰之咳嗽痰多、咳痰清稀者

（宜）

常用中药材宜忌速查

🔶 用药提示

◎ 胃、十二指肠溃疡者及肺结核、支气管扩张、咯血者慎服。
◎ 桔梗有较强的溶血性，故只宜口服，不能作注射剂。

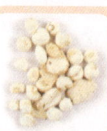

川贝母

◇清热化痰
◇润肺止咳
◇散结消肿

【性味】性微寒,味苦、甘。
【归经】归肺、心经。

搭配宜忌

宜

知母	知母长于泻肺热、润肺燥,与川贝母合用可以增强清肺润燥的功效,适用于肺热燥咳、咯痰黏稠者
枇杷叶	枇杷叶与川贝母配伍,润肺化痰止咳的能力更强,适用于内伤久咳及燥咳、热痰之证
雪梨	雪梨也有滋阴润肺、止咳化痰的功效,多与川贝母一同炖服,对干咳少痰、久咳不愈等有较好的食疗效果
甲鱼	川贝母与甲鱼可以同炖服入药膳,具有良好的补肝益肾、养血润燥功效,适用于阴虚咳嗽、喘息、低热、盗汗等

用药提示

◎ 脾胃虚寒及有湿痰者不宜用。
◎ 支气管扩张、肺脓肿、肺心病、肺结核、糖尿病患者应在医师指导下服用。

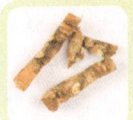

瓜蒌

◇ 清热化痰
◇ 宽胸散结
◇ 润肠通便

【性味】性寒，味甘、微苦。
【归经】归肺、胃、大肠经。

搭配宜忌

宜	黄芩	黄芩苦寒降火，与瓜蒌合用能增强清肺化痰的功效，适用于肺热壅盛、咳嗽痰黄之证
	枳实	瓜蒌与枳实配伍使用，相辅相成，能破气消积、宽胸散结、润燥通便，适用于心下痞满、胀痛、食欲不振、便秘等
	黄连	黄连苦寒泄降，与瓜蒌相配具有清热化痰、消痞散结的功效，适用于痰热结胸、胸膈痞满等症
忌	乌头	瓜蒌与乌头合用属于中医"十八反"的配伍禁忌，瓜蒌可增加乌头碱的毒性作用，损害人体健康

用药提示

◎ 脾虚便溏者及寒痰、湿痰证忌用。
◎ 老年人、婴幼儿及孕妇慎用。
◎ 阴虚肺痨胸痛者慎用。

常用中药材宜忌速查

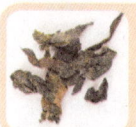

昆布

◇ 消痰软坚
◇ 利水消肿
◇ 止血降压

【性味】性寒,味咸。
【归经】归肝、肾经。

搭配宜忌

宜	海藻	海藻与昆布功效相近,两药可以相须为用,消痰软坚、利水消肿,且消瘰化瘤的功效更强,适用于瘰瘤、瘰疬
宜	杏仁	杏仁长于肃降肺气,两药配伍使用,可以增强降气止咳平喘功效,适用于外感风热或痰热壅肺所致咳嗽痰黄、喘息
宜	桑叶	桑叶既能疏散风热,又能清肺润燥,两药配合使用则清肺化痰的能力更强,适用于外感风热、咳嗽痰多
忌	甘草	昆布咸寒冷滑、含碘丰富,能与甘草中的某些成分发生不良反应,不利于症状缓解

用药提示

◎ 脾胃虚寒者忌食。
◎ 身体消瘦者不宜食用。
◎ 在服用昆布期间,应避免同时使用利尿药。

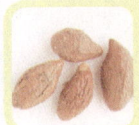

胖大海

◇ 清肺化痰
◇ 利咽开音
◇ 润肠通便

【性味】性寒,味甘。
【归经】归肺、大肠经。

🔍 搭配宜忌

宜		
	生地黄	生地黄与胖大海配用可增强清肺热、利咽喉的功效,适用于阴虚火旺之咽喉肿痛、声音嘶哑
	北沙参	北沙参与胖大海配用具有滋阴润肺、化痰利咽的功效,适用于阴虚肺燥之干咳少痰、咽干音哑等
	桑白皮	桑白皮与胖大海合用可增强清泻肺热、化痰止咳的功效,适用于肺热壅盛、咳喘痰黄者
	桔梗	胖大海与桔梗配伍具有宣降肺气、利咽开音、止咳化痰的功效,适用于咳嗽痰多、声音嘶哑、胸闷不畅等症状

💊 用药提示

◎ 胖大海有滑肠之弊,脾胃虚寒、大便溏薄者慎用。
◎ 使用胖大海治疗声嘶应区分具体情况,肺有风寒或痰饮及老年人突然失声者慎用。

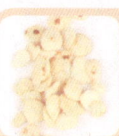

苦杏仁

◇ 止咳平喘
◇ 润肠通便
◇ 抗炎镇痛

【性味】性微温，味苦，有小毒。
【归经】归肺、大肠经。

搭配宜忌

宜

麻黄	麻黄既能发汗解表，又能宣肺平喘，与苦杏仁合用适用于风寒束表、肺气壅遏或肺热壅之咳喘实证
石膏	石膏可以清肺经实热，与苦杏仁合用则清肺泄热、止咳平喘的功效更强，适用于肺热咳喘、发热口渴者
柏子仁	柏子仁与苦杏仁合用则润肠通便的功效更为显著，适用于各种原因所致肠燥便秘证

忌

小米	《日用本草》中有记载，苦杏仁与小米不宜同时食用，同食容易引起呕吐、泄泻等不良反应，损害人体健康

用药提示

◎ 阴虚咳喘及大便溏泄者忌用。
◎ 苦杏仁有小毒，勿过量服用。
◎ 婴儿慎用。

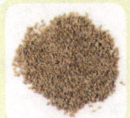

紫苏子

◇ 降气化痰
◇ 止咳平喘
◇ 润肠通便

【性味】性温,味辛。
【归经】归肺、大肠经。

搭配宜忌

宜		
	白芥子	白芥子温肺化痰,与紫苏子同用具有温肺散寒、降气化痰的功效,适用于寒痰壅肺、咳喘胸闷、痰多难咯者
	莱菔子	莱菔子既能消食化积,又能降气化痰,合用可以增强降气化痰的功效,适用于痰涎壅盛、胸闷气喘、痰多质稠者
	葶苈子	葶苈子苦辛大寒,泻火平喘,与紫苏子合用可降气化痰平喘,适用于肺热咳嗽、痰多色黄、胸闷气喘
忌	鲤鱼	鲤鱼含有的一些生物活性物质易与紫苏中的某些成分发生生化反应,妨碍药效发挥

用药提示

○ 阴虚喘咳及脾虚便溏者慎用。
○ 紫苏油有升高血糖的作用,糖尿病患者慎用。
○ 霜冻期前的紫苏子有轻微毒性,应少食。

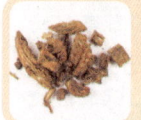

百部

◇润肺止咳
◇杀虫灭虱
◇抑菌

【性味】性微温,味甘、苦。
【归经】归肺经。

搭配宜忌

宜		
	荆芥	荆芥长于发散风寒,与百部合用,有解表散寒、润肺止咳的功效,适用于外感风寒、咳嗽痰白者
	沙参	沙参长于养阴润肺,兼清肺热,两药合用能补肺阴、润肺燥、止咳喘,适用于阴虚肺燥有热之干咳少痰等
	桑白皮	百部与桑白皮合并入药,则润肺止咳清热功效更为显著,可治疗久咳不愈、咳吐痰涎、午后低热等,也可用于治肺痨
	苦楝皮	百部同时还有杀虫功效,与苦楝皮配伍可以用于治疗蛲虫病,效果显著

用药提示

◎ 百部质润,脾气虚弱、大便溏薄者不宜使用。
◎ 百部外用宜煎水或研磨调敷。
◎ 过量服用可能导致过敏或中毒,应注意用量。

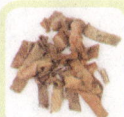

枇杷叶

◇ 清肺止咳
◇ 降逆止呕
◇ 祛痰平喘

【性味】性微寒，味苦。
【归经】归肺、胃经。

🔄 搭配宜忌

宜		
	黄芩	黄芩长于清肺火及上焦实热，与枇杷叶配伍能增强清肺止咳之力，适用于肺热壅盛之咳嗽痰喘实证
	栀子	栀子可以清肺胃气分实热，两药配伍使用，能清肺泄热、止咳平喘，适用于肺热咳喘、发热口渴者
	橘皮	橘皮能疏理气机、降逆止呕，与枇杷叶合用则药效更强，适用于各种原因所致的呕吐、呃逆等症状
	桑叶	桑叶辛凉宣散风热，与枇杷叶合用，能疏风散热、降肺止咳，可用于治疗外感风热引起的发热、咳嗽等症

💊 用药提示

◎ 枇杷叶用于止咳宜炙用，用于止呕宜生用。
◎ 枇杷叶性偏寒凉，寒证咳嗽者不宜服用。
◎ 胃寒呕吐者忌用。

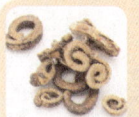

桑白皮

◇泻肺平喘
◇利水消肿
◇降气散血

【性味】性寒，味甘。
【归经】归肺经。

搭配宜忌

宜		
	地骨皮	地骨皮清肺降火，与桑白皮合用具有宣肺散邪、降气化痰的功效，适用于痰涎壅肺、宣降失司之咳喘胸满、痰多质黏等
	茯苓皮	茯苓皮长于利水渗湿消肿，与桑白皮合用则利水消肿的功效更强，适用于水肿、小便不利等
	桑叶	桑叶疏风散热、宣肺平喘，两药配伍一宣一降，清热平喘之力更强，适用于风热壅肺、肺失宣降、咳嗽痰黄者
忌	阿托品	桑白皮可治疗高血压属肝阳上亢、肝经有热者，阿托品会抑制桑白皮的降压、扩展血管和祛痰作用

用药提示

◎ 遗尿小儿、小便频数者忌单味久服。
◎ 肺虚无火力、便多及风寒咳嗽者忌服。
◎ 孕妇、幼儿用药需遵医嘱。

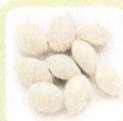

白果

◇敛肺平喘
◇除湿化痰
◇收涩止带

【性味】性平，味甘、苦、涩，有毒。
【归经】归肺经。

搭配宜忌

宜	麻黄	麻黄发散风寒、宣肺平喘，与白果配伍能敛肺而不留邪、宣肺而不耗气，适用于哮喘痰嗽实证
	五味子	五味子长于敛肺止咳、补肾宁心，合用可以增强敛肺止咳的功效，适用于肺虚久咳及肺肾两虚喘咳
	山药	白果与山药合用具有健脾止带、缩尿止遗的功效，适用于脾虚带下清稀或色黄腥臭、脾肾两虚之尿频遗尿诸证
忌	白鳝	白鳝与白果同食不仅会影响药物有效成分的吸收，降低疗效，过量甚至会引起食物中毒，损害身体健康

用药提示

◎ 白果有毒，要严格控制，不可过量，小儿尤当注意。
◎ 食用白果应去种皮、胚芽、浸泡半天以上，煮熟透后才可食用。咳嗽痰稠不利者慎用。

常用中药材宜忌速查

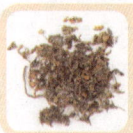

海藻

◇ 消瘰软坚
◇ 利水消肿
◇ 美容护肤

【性味】性寒,味咸。
【归经】归肝、肾经。

搭配宜忌

宜	猪苓	猪苓利水消肿、渗湿,与海藻合用则利水消肿的功效更为显著,两药配伍适用于痰饮水肿之证
	夏枯草	夏枯草长于清肝火、散郁结,与海草配合使用,两药合用具有软坚散结消肿的功效,适用于肝郁化火之瘰疬痰核
	橘核	橘核长于理气散结止痛,与海藻配伍使用可增强软坚散结止痛的功效,两药合用适用于睾丸肿痛
忌	甘草	海藻咸寒冷滑、含碘丰富,海藻与甘草同食会导致两者某些成分发生不良反应,不利于药物吸收,影响疗效

用药提示

◎ 脾胃虚寒、大便溏薄者慎服。
◎ 气血两亏者慎用。
◎ 孕妇、哺乳期妇女应少食。

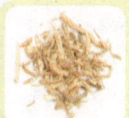

白前

◇ 降气化痰
◇ 止咳平喘
◇ 健脾和胃

【性味】性微温,味辛、苦。
【归经】归肺经。

搭配宜忌

宜		
	荆芥	白前与荆芥配伍使用,升降并举,则解表宣肺、化痰止咳的功效更为强劲,适用于外感风寒、咳嗽痰多之证
	桔梗	桔梗宣肺祛痰利咽,与白前同用具有宣肺降气、化痰止咳的功效,适用于咳嗽痰多、胸闷不畅等症
	桑白皮	白前与桑白皮同用,可以增强泻肺平喘、降气化痰的功效,适用于肺热壅盛、咳喘痰黄等症
	紫菀	紫菀长于润肺化痰止咳,与白前同用,一润一燥,适用于风寒犯肺、咳嗽咽痒、咯痰不爽等症

用药提示

○ 肺阴不足、气逆干咳者宜使用蜜炙白前。
○ 有胃病或出血倾向者慎用。
○ 肺虚干咳者不宜使用。

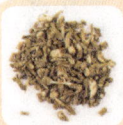

前胡

◇降气化痰
◇疏风散热
◇开胃止呕

【性味】性微寒，味苦、辛。
【归经】归肺经。

搭配宜忌

宜		
白前	前胡与白前配伍使用，能宣肺散邪、降气化痰，使肺之肃降功能恢复正常，适用于痰涎壅肺所致的咳喘胸满、痰多质黏等
杏仁	杏仁具有肃降肺气的功效，与前胡合用可以降气止咳平喘，适用于外感风热或痰热壅肺所致咳嗽痰黄、喘息不止
桑叶	前胡与桑叶合用则疏散风热、清肺化痰的功效更为显著，适用于外感风热、咳嗽痰多等
荆芥	荆芥温而不烈，祛风散寒，与前胡相配可以祛风解表、宣肺止咳，适用于外感风寒、咳嗽气喘

用药提示

◎ 凡阴虚火炽、内热心烦、外现寒热而非外感者慎用。
◎ 真气虚而气不归元，以致胸胁逆满者禁用。
◎ 阴虚咳嗽，寒痰喘嗽者禁服。

活血止血化瘀药 >>

三七

- 化瘀止血
- 活血定痛

【性味】性温，味甘、微苦。
【归经】归肝、胃经。

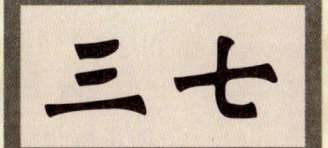

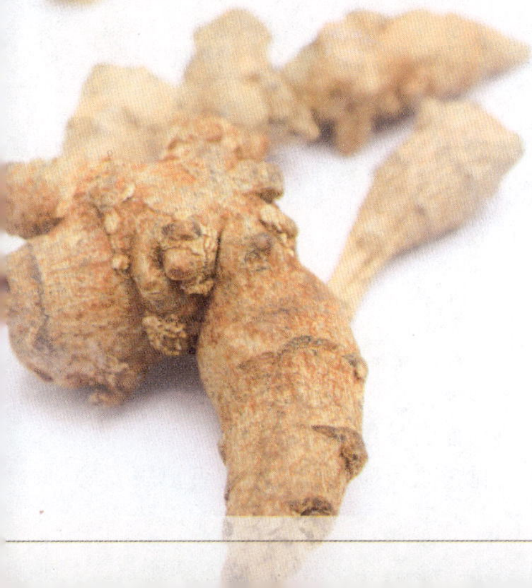

搭配宜忌

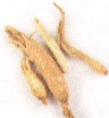

宜 人参

同用益气活血、止血化瘀止痛,适用于脾气虚弱所致各种出血证,冠心病、心绞痛等。

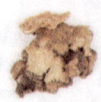

宜 川芎

能止血化瘀、消肿定痛,可治疗瘀血不去、新血不生所致出血证。

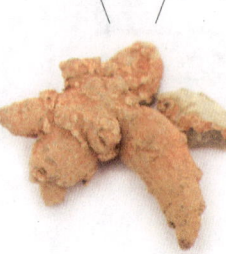

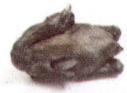

宜 乌鸡

两者同炖服,对因气血不足而引起的身体虚弱、面色萎黄苍白等症均有补益作用。

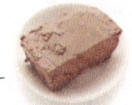

忌 猪血

合用会生成沉淀,从而降低药效。

用药提示

- 孕妇忌服。
- 血虚、血热出血者禁用。
- 三七临床偶见过敏反应,有过敏史者慎服。

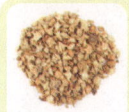

白及

◇ 收敛止血
◇ 消肿生肌
◇ 补肺止痛

【性味】性寒,味苦、甘、涩。
【归经】归肺、胃、肝经。

搭配宜忌

宜		
	阿胶	两药均有补肺收敛止血的作用,阿胶长于补血养阴,与白及同用,可以用于治疗肺痨咯血
	乌贼骨	白及有良好的局部止血和保护胃黏膜作用,乌贼骨能抑制胃酸,两药入胃后可协同发挥止血作用,常用于胃痛、泛酸、呕血
	天花粉	两药合用具有消肿生肌排脓的功效,适用于热毒痈肿初起,或痈肿已成,或已溃者
忌	乌头	白及与乌头配伍属于中医"十八反"的配伍禁忌,白及可增加乌头碱的毒性作用,同用有害人体健康

用药提示

◎ 外感咳血、肺痈初起及肺胃有实热者忌服。
◎ 血虚痉急或头痛不因风邪者忌服。
◎ 孕妇忌用。

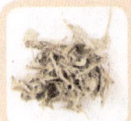

艾叶

◇温经止血
◇散寒调经
◇止痛安胎

【性味】性温,味辛、苦。
【归经】归肝、脾、肾经。

搭配宜忌

宜		
	阿胶	阿胶补血收敛止血,与艾叶配伍,能加强止血的作用,适用于下焦虚寒血少之月经过多、崩漏、妊娠下血等
	干姜	干姜长于温中散寒而止血,与艾叶配伍使用,则功效更为显著,适用于中焦虚寒、脾不统血之吐血、便血
	香附	艾叶温经散寒,香附疏肝行气,两者同用可加强温通止痛功效,适用于痛经、小腹冷痛、宫寒不孕等
忌	尼可刹米	艾叶具有明显的平喘、镇咳功效,尼可刹米为中枢兴奋药,同用会抵消艾叶的镇咳作用

用药提示

◎ 孕妇及先兆流产者慎用。
◎ 止血宜炒炭用,活血通经宜生用或酒炒用,注意区别炮制。

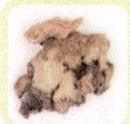

川芎

◇ 活血行气
◇ 祛风止痛
◇ 镇静

【性味】性温,味辛。
【归经】归肝、胆、心包经。

搭配宜忌

乌药	乌药长于行气散寒止痛,与川芎相配能活血化瘀、行气止痛,适用于气滞血瘀所致月经不调、痛经、闭经等
当归	两药配伍能活血祛瘀、养血和血,适用于血虚、血瘀之头痛、月经不调、痛经闭经、产后瘀血腹痛、风湿痹痛等
白芍	两药配用,活血祛瘀而不伤正气、疏肝开郁而不损肝阴,适用于肝血、肝阴不足所致月经不调、闭经、痛经等
柴胡	两药均入肝经,配伍使用可以疏肝理气、活血止痛,适用于肝经气滞而血行不畅之胸胁疼痛等

用药提示

◎ 肝阳上亢、阴虚火旺、舌红口干及无瘀之出血疾病者均不宜使用。
◎ 孕妇及月经过多者忌用。

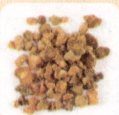

延胡索

◇ 行气活血
◇ 祛寒止痛
◇ 镇静催眠

【性味】性温，味辛、苦。
【归经】归心、肝、脾经。

搭配宜忌

宜		
	香附	两药同用既可活血化瘀，又可疏肝理气，适用于肝郁气滞、瘀血阻滞肝胆之胸胁疼痛、月经不调等
	乌药	两药配伍，气血同调，具有活血行气、散寒止痛的功效，适用于气滞血瘀、脘腹疼痛，尤以偏寒性的气滞疼痛最适宜
	小茴香	两药配伍使用，散寒止痛的作用显著，适用于寒湿客于厥阴、气血凝滞所致的阴囊肿痛
忌	马钱子	延胡索会增加马钱子的毒性作用，两药合用可能损害人体健康，在服用延胡索期间应避免服用马钱子及相关中成药制剂

用药提示

◎ 气虚、血虚所致诸痛慎用。

◎ 孕妇忌用；老年人、婴幼儿及心功能不全者不宜单味久服。

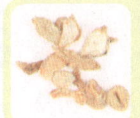

郁金

◇活血止痛
◇清心凉血
◇利胆退黄

【性味】性寒，味辛、苦。
【归经】归肝、胆、心经。

搭配宜忌

宜

柴胡	两药配用，疏肝解郁、活血止痛的功效更强，适用于肝郁气滞、瘀血阻滞肝胆之胸胁疼痛、月经不调、经行腹痛等
枳壳	两药配用气血并治，具有行气活血、解郁止痛的功效，适用于肝郁气滞、瘀血阻滞之胸胁胀痛或刺痛
降香	降香长于理气化瘀、止血止痛，与郁金配伍能降气消瘀、止血和血，适用于血瘀气逆所致吐血、衄血、倒经等
明矾	两药配伍使用，具有开窍祛痰、凉血祛瘀的功效，适用于痰热郁结所致的癫狂惊痫诸证

用药提示

◎ 凡阴虚失血、外感风寒、内伤生冷、脾胃虚弱、肾阳虚衰、气虚、血虚等证不宜单味久服。
◎ 孕妇慎用。

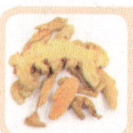

姜黄

◇活血行气
◇通经止痛
◇祛风疗痹

【性味】性温，味辛、苦。
【归经】归肝、脾经。

搭配宜忌

宜

桂枝	两药配伍具有温经散寒、活血通脉止痛的功效，适用于气滞血瘀所致痛经、经闭、产后腹痛及风寒湿痹证
羌活	羌活与姜黄配伍则祛风散寒、胜湿止痛的功效增强，适用于风寒湿邪、客留肌肤、手足缓弱之证
肉桂	两药合用能行气活血、散寒止痛，适用于寒凝血瘀所致的胃脘疼痛、小腹冷痛、痛经等
枳壳	枳壳用于宽中除胀，与姜黄配伍有行气、活血、止痛的功效，适用于气滞血瘀所致的胸闷胁痛、纳少腹胀等

用药提示

◎ 月经过多者、先兆流产者及孕妇忌服。
◎ 阴虚、血虚、心功能不全者慎服。
◎ 急性胆囊炎、胆绞痛患者慎服。

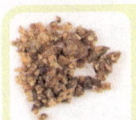

乳香

◇活血止痛
◇消肿生肌
◇祛风散寒

【性味】 性温，味辛、苦。
【归经】 归心、肝、脾经。

搭配宜忌

宜

| 没药 | 两者配合可以宣统脏腑、流通经络、活血祛瘀，可治疗脏腑经络之气血凝滞所致脘腹疼痛、女子经行不畅、产后腹痛、心绞痛、宫外孕等 |

| 川乌 | 合用既能祛风散寒，又能活血伸筋，可治疗风寒湿邪浸淫肌表、经络所致筋脉拘挛、关节痹痛等 |

| 连翘 | 连翘与乳香合用，既能活血消肿，又可清热解毒，适用于痈肿初起、红肿疼痛等 |

| 大黄 | 大黄具有解毒止血、活血祛瘀的功效，与乳香合用能凉血止血、消肿止痛，常用于跌打损伤、疮疽肿痛等 |

用药提示

◎ 乳香对胃有较强的刺激性作用，脾胃虚弱者慎用。
◎ 孕妇及无瘀滞者忌用。
◎ 痈疽已溃者不宜服用。

常用中药材宜忌速查

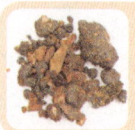

没药

◇活血止血
◇消肿生肌
◇行气止痛

【性味】性平,味辛、苦。
【归经】归心、肝、脾经。

搭配宜忌

宜

延胡索	延胡索长于活血行气止痛,与没药合用具有活血散瘀、行气止痛的功效,适用于血瘀气滞所致的脘腹疼痛等
冰片	冰片长于清热解毒、防腐生肌,两药配伍具有清热解毒、消痈散结的功效,适用于疮痈肿毒、红肿热痛者
红花	两药均能活血祛瘀止痛,配用后效果更为显著,可用于治疗血瘀心腹疼痛及妇女经闭、痛经等
乳香	两药合用能宣统经络、活血祛瘀、消肿止痛、敛疮生肌,适用于内、外、妇、伤各科血瘀气滞证

用药提示

◎ 脾胃虚弱、泄泻者及慢性肠胃炎患者慎用。
◎ 孕妇及无瘀滞者忌用。
◎ 没药可以研磨成散,外用敷于患处。

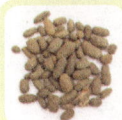

五灵脂

◇活血止痛
◇化瘀止血
◇解毒

【性味】性温，味苦、咸、甘。
【归经】归肝经。

搭配宜忌

宜		
	蒲黄	两药合用能通利血脉、祛瘀止痛，适用于瘀血阻滞、血行不畅所致月经不调、痛经、闭经、产后腹痛等
	降香	五灵脂与降香合用，具有活血祛瘀、行气止痛的功效，适用于气滞血瘀之胸痹心痛、腹痛及跌打损伤之瘀阻肿痛
	高良姜	五灵脂与高良姜合用则气血并治，具有温胃散寒、行气活血止痛的功效，适用于寒凝气滞血瘀之脘腹疼痛
忌	人参	人参与五灵脂的配伍属于中医"十九畏"配伍禁忌，非血瘀而见气虚明显之顽症不宜同用

用药提示

◎ 五灵脂根据不同的炮制方法可有不同的功效，如需用于活血则应采用生五灵脂，如要止血则应采用炒五灵脂。

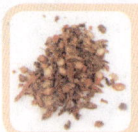

丹参

◇ 活血调经
◇ 凉血消痈
◇ 除烦安神

【性味】性微寒,味苦。
【归经】归心、心包、肝经。

搭配宜忌

宜	桂枝	桂枝长于助阳通脉,与丹参合用能温阳活血、通脉止痛,适用于心阳不振、瘀血痹阻之胸痛、心悸等
宜	葛根	葛根能解肌退热、生津止渴,两药配伍能活血化瘀、生津通脉,适用于阴虚消渴兼有瘀血证者
忌	羊肝	丹参中的部分成分会与羊肝中的钙、铁、镁等离子形成络合物,络合物会阻碍人体对丹参有效成分的吸收,降低药物疗效,不利于症状缓解
忌	藜芦	丹参与藜芦配伍属于中药"十八反"配伍禁忌,合用会损害人体健康

用药提示

◎ 无瘀血者及孕妇、先兆流产者慎用。
◎ 老年人、婴幼儿及过敏体质病人不宜单味久服。
◎ 有出血倾向者不宜使用。

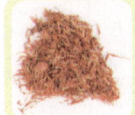

红花

◇ 活血祛瘀
◇ 通经止痛
◇ 降压抗疲

【性味】性温、味辛。
【归经】归心、肝经。

搭配宜忌

宜		
	柴胡	两药配伍,气血双调,行气活血止痛的功效更强,适用于血瘀气滞所致胸胁疼痛、月经不调及外伤肿痛
	肉桂	两药配用有辛散通温、温阳散寒、活血止痛的功效,适用于寒凝血脉所致经闭、痛经、产后瘀滞腹痛等
	紫草	两药合用则清热凉血、化滞消斑的功效更为显著,适用于热瘀血滞所致斑疹色暗
	桃仁	两药合用可以降低血管通透性,增强活血化瘀的功效,治多种瘀血证,如妇人闭经、痛经、产后恶露不畅等

用药提示

◎ 红花能活血,因此月经过多、崩漏、孕妇、肾缺血、肾衰竭、血虚及无瘀滞者忌用。
◎ 有溃疡病、出血性疾病患者慎用。

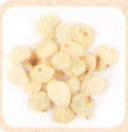

桃仁

◇活血祛瘀
◇润肠通便
◇止咳平喘

【性味】性平,味苦、甘,有小毒。
【归经】归心、肝、大肠经。

搭配宜忌

宜

大黄	大黄能通降下行,桃仁能活血散瘀,两者合用能泻热破瘀、消结散痛,适用于瘀热互结之肠痈初起等
牡丹皮	牡丹皮清热凉血,与桃仁配伍使用,则凉血活血功效更强,适用于血瘀有热之闭经、月经不调、痛经等
桂枝	桃仁与桂枝配伍,能够温通血脉、调畅血络、活血止痛,治少腹部之血结、癥瘕积聚或疼痛者
柴胡	桃仁与柴胡同用,可以理气疏肝、活血祛瘀、气血双调,多用于治疗肝经气滞血瘀所致胸胁疼痛等

用药提示

◎ 孕妇忌服。
◎ 慢性肠炎、脾虚便溏者慎服。
◎ 血枯所致闭经、血虚所致产后腹痛者禁用。

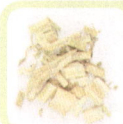

益母草

◇ 活血调经
◇ 利水消肿
◇ 清热解毒

【性味】性微寒,味辛、苦。
【归经】归心、肝、膀胱经。

搭配宜忌

宜		
	香附	两药配用能活血行气化瘀,适用于血瘀气滞所致月经不调、痛经、产后瘀阻腹痛等
	当归	两药配伍补血活血、调经止痛功效更为显著,适用于血虚血瘀所致月经不调、经行腹痛、崩漏下血等
	红花	合用具有活血祛瘀、调经止痛的功效,适用于瘀血所致的腹痛、月经不调、产后恶露不尽及跌打损伤、瘀血伤痛等
	鸡蛋	两者同煮,具有活血通经的功效,可作为治气血瘀滞之痛经、月经不调、产后恶露不尽等症的食疗方

用药提示

◎ 孕妇、阴虚血少及无瘀滞者忌用。

◎ 益母草性微寒,凡外感风寒、内伤生冷、脾胃虚弱、肾阳虚衰者不宜单味久服。

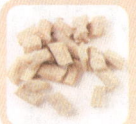

牛膝

◇活血通经
◇补肝益肾
◇利水通淋

【性味】性平,味苦、甘、酸。
【归经】归肝、肾经。

搭配宜忌

宜	生地黄	两药配用,标本兼顾、上下并治,能清热凉血、生津,适用于肾虚阴亏、虚火上炎所致诸证
	威灵仙	两药配用可以活血通络、散寒祛湿、祛风止痛,适用于寒湿阻滞经络之关节疼痛,尤以下半身之痹痛为宜
	木瓜	两药合用既能活血通利血脉,又能温通肌肉之湿滞,适用于湿痹所致下肢拘挛、筋骨疼痛及霍乱转筋
忌	强心苷类药物	牛膝与强心苷类药物如地高辛等合用会引起血钾过高,降低强心苷类药物的疗效,不利于症状的缓解

用药提示

◎ 孕妇及月经过多者忌服。
◎ 脾虚泄泻、下元不固、多梦遗精者慎用。
◎ 中气不足、小便自利者禁用。

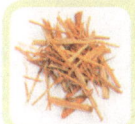

苏木

◇ 活血疗伤
◇ 祛瘀通经
◇ 消肿止痛

【性味】性平,味甘、咸、辛。
【归经】归心、肝经。

搭配宜忌

宜

人参	两药合用能气血同治、攻补兼施,有补虚益气、活血祛瘀的功效,适用于气虚血瘀所致心腹疼痛、痛经及年老体弱所致瘀肿疼痛
红花	两药合用则活血通经、消瘀止痛的功效更强,适用于瘀血阻滞之痛经闭经、产后瘀阻腹痛及跌打损伤所致瘀血作痛等
大黄	两药配伍具有活血通经、祛瘀攻下的功效,可治下焦瘀热之月经不通、烦热、便秘、小腹胀痛等
防风	两药合用具有活血祛风、止痉止痒的功效,可治疗感受风邪、气血瘀滞所致破伤风、手足拘急、风疹瘙痒等

用药提示

- 月经过多者及孕妇忌用。
- 在煎煮苏木的时候,忌用铁器。
- 产后恶露已尽、由血虚引起的腹痛者不宜用。

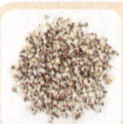

王不留行

◇ 活血通经
◇ 下乳消痈
◇ 利尿通淋

【性味】性平，味苦。
【归经】归肝、胃经。

搭配宜忌

宜		
	川芎	川芎长于活血行气、下调经水，与王不留行同用则活血调经的功效增强，适用于血瘀经行不畅、痛经、闭经等
	黄芪	黄芪长于补中益气，与王不留行同用可以寓通于补，有补气通经下乳的功效，适用于产后气血亏虚、乳汁稀少
	石韦	两药配合使用，清热利尿通淋的功效更强，适用于膀胱湿热所致的热淋、血淋、石淋等多种淋证
	蒲公英	王不留行与蒲公英配伍，具有活血祛瘀、清热解毒、消痈散结的功效，用于治疗乳痈

用药提示

◎ 孕妇忌用。
◎ 崩漏带下、月经过多者慎用。
◎ 少数人群对王不留行可能产生过敏反应，要慎用。

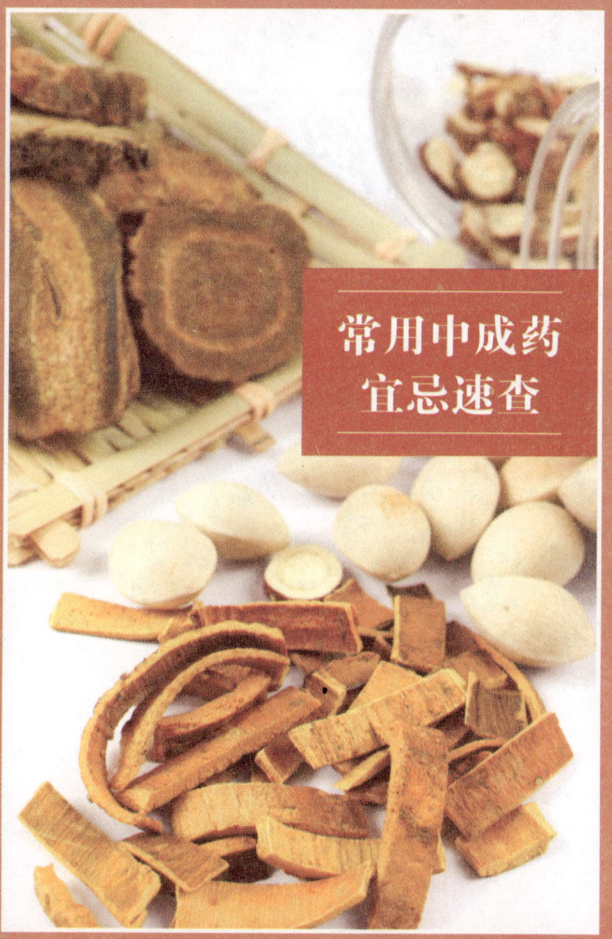

常用中成药
宜忌速查

解表药 >>

抗感解毒颗粒

【主治】风热感冒,症见发热头痛、咳嗽口干、咽喉疼痛等。

* 疏风解表
* 清热解毒

【用法】开水冲服,每次5克或15克,每日3次。

家庭用药宜忌随身查

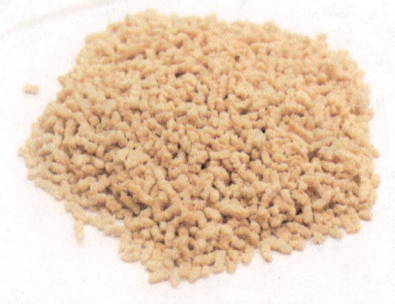

搭配宜忌

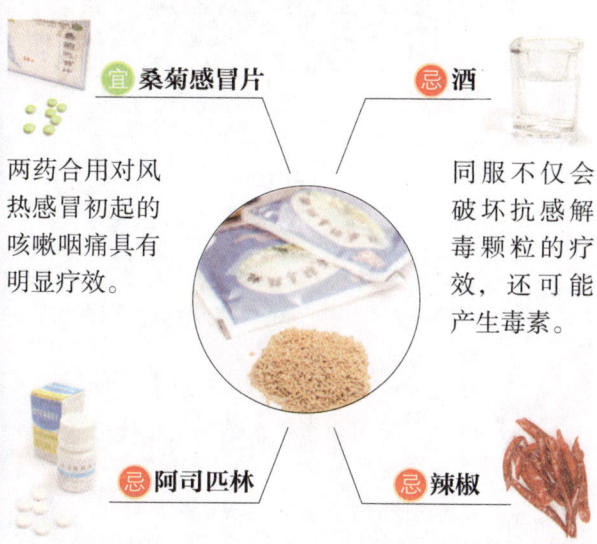

宜 桑菊感冒片

两药合用对风热感冒初起的咳嗽咽痛具有明显疗效。

忌 酒

同服不仅会破坏抗感解毒颗粒的疗效,还可能产生毒素。

忌 阿司匹林

两者呈现药理拮抗效应,同用容易诱发胃、十二指肠溃疡。

忌 辣椒

服用抗感解毒颗粒期间不能食用辛辣、生冷、油腻等食物。

用药提示

◎ 风寒外感初起,恶寒明显,无热象者不宜使用。
◎ 孕妇慎用
◎ 本品为含糖制剂,糖尿病患者忌服。

维C银翘片

◇疏风解表
◇清热
◇解毒

【主治】外感风热所致的流行性感冒，症见发热、头痛、咳嗽、口干、咽喉疼痛。

【用法】温水送服，每次2片，每日3次。

搭配宜忌

忌		
	阿司匹林	维C银翘片中有甘草成分，甘草酸能抑制胃酸分泌，与阿司匹林合用会损伤胃黏膜，诱发胃、十二指肠溃疡
	降血糖药	甘草可以促进糖原异生，升高血糖，与降血糖药同用会产生水钠潴留，使患者出现水肿、高血压等
	牛奶	维C银翘片中的维生素C与富含维生素B_2的牛奶同服会导致其被氧化，从而降低疗效
	泰诺	维C银翘片中含对乙酰氨基酚等，再与泰诺等含有同类成分的西药一并服用会出现过量反应

用药提示

◎ 从事需要高度集中精神工作的患者慎服。

◎ 有过敏史者慎服。

◎ 无汗、头痛身酸的风寒感冒者忌用。

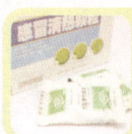

感冒清热颗粒

◇ 疏风散寒
◇ 解表
◇ 清热

【主治】用于风寒感冒，症见头痛发热、恶寒身痛、鼻流清涕、咳嗽咽干。

【用法】开水冲服，每次1袋，每日2次。

搭配宜忌

宜	防风通圣丸	防风通圣丸也可用于外寒内热所致病症的治疗，与感冒清热颗粒合用可以治疗外感风寒兼有内热便秘的症状
	九味羌活丸	九味羌活丸与感冒清热颗粒合用可以治疗风寒感冒，症见头痛发热、鼻流清涕等
忌	桑菊感冒片	桑菊感冒片疏风清热，与感冒清热颗粒药性相悖，共用会抵消药效，不利于症状的缓解
	蜂蜜	服用感冒清热颗粒的时候需要散寒清热，如果同服补中益气的蜂蜜，会使内热更盛，达不到清热效果，影响疗效

用药提示

◎ 风热感冒不宜使用。
◎ 糖尿病、高血压病患者应遵医嘱。
◎ 不宜同时服用滋补性中成药。

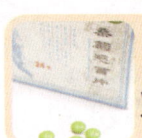

桑菊感冒片

◇ 疏风清热
◇ 宣肺
◇ 止咳

【主治】用于风热感冒，症见头痛、咳嗽、咽痛、口干等。

【用法】开水冲服，每次1~2袋，每日2~3次。

搭配宜忌

忌		
	降血糖药	桑菊感冒片中含有甘草成分，可促进糖原异生，升高血糖，合用会产生水钠潴留，使患者出现水肿、高血压等症状
	阿司匹林	桑菊感冒片方中有甘草，甘草酸会抑制胃酸分泌，加剧阿司匹林对胃黏膜的损伤，从而导致胃、十二指肠溃疡
	钙制剂	桑菊感冒片中含有桑叶，桑叶与钙制剂同用会发生反应，产生络合物，不仅难以吸收，更会降低药物疗效，不利于症状的缓解
	海菜	桑菊感冒片中含有甘草，海菜类皆为咸寒冷滑、含碘丰富的食物，会与甘草中的某些成分发生不良反应

用药提示

◎ 风寒感冒忌用。服药期间不宜同时服用滋补性中药。

◎ 服药期间忌烟、酒、辛辣、生冷、油腻食物。

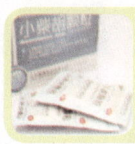

小柴胡颗粒

◇ 解表散热
◇ 疏肝
◇ 和胃

【主治】 用于外感病，邪犯少阳证，症见寒热往来、胸胁苦满、食欲不振、心烦喜呕、口苦咽干等。

【用法】 开水冲服，每次1~2袋，每日3次。

搭配宜忌

忌		
	羊肉	小柴胡颗粒中含有半夏，半夏与羊肉同服会产生不良反应，影响药效，并可能危害人体健康
	维生素C	小柴胡颗粒中含有黄芩，黄芩的主要有效成分为黄酮类化合物，与维生素C同服会被分解，从而降低药效，不利于症状的缓解
	阿司匹林	小柴胡颗粒中含有甘草成分，甘草酸能抑制胃酸分泌，与阿司匹林合用会损伤胃黏膜，诱发胃、十二指肠溃疡
	利尿药	小柴胡颗粒中的甘草可促进糖原异生、升高血糖，两药同用容易使患者出现水肿、高血压等

用药提示

○ 风寒感冒、肝火偏盛、肝阳上亢者忌服。
○ 过敏体质者慎用。服药期间应忌食生冷食物。

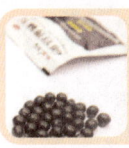

通宣理肺丸

◇解表散寒
◇宣肺
◇止咳

【主治】用于风寒所致的感冒咳嗽,症见发热、恶寒、咳嗽、鼻塞流涕、头痛、无汗、肢体酸痛等。

【用法】温水送服,蜜丸每次 1~2 丸,每日 3 次。

搭配宜忌

宜		
	生姜	生姜有温热驱寒的功效,使用温热的淡姜水送服通宣理肺丸,则散寒解表的功效会更显著,有利于病症的缓解
	感冒清热颗粒	感冒清热颗粒疏风散寒,两药同服,治疗风寒感冒的疗效更强

忌		
	碳酸饮料	通宣理肺丸方中有麻黄,其有效成分为麻黄碱,若服药时饮用碳酸饮料,会影响麻黄碱的吸收,不利于症状的缓解
	滋补性中药	通宣理肺丸有解表功效,不能同服滋补类中药如人参、黄芪等,否则会抵消药效,起不到补益的作用

用药提示

◎ 风热或痰热咳嗽及阴虚干咳者不宜使用。

◎ 慢性病患者及儿童、孕妇、哺乳期妇女、年老体弱者应遵医嘱。服药期间忌烟、酒。

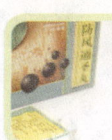

防风通圣丸

◇解表通里
◇清热
◇解毒

【主治】用于外寒内热、表里俱实，症见恶寒壮热、头痛咽干、小便短赤、大便秘结、瘰疬初起、风疹湿疮。

【用法】口服，每次6克，每日2次。

搭配宜忌

宜	六味地黄丸	六味地黄丸能治肝肾不足，与防风通圣丸合用则可以治疗老年糖尿病患者的皮肤瘙痒症
忌	降压药	防风通圣丸中含有麻黄，麻黄碱会使动脉收缩升高血压，影响降压药的降压效果，建议高血压患者服用防风通圣丸之前咨询医师
	氨茶碱	防风通圣丸方中有麻黄，麻黄碱与氨茶碱同用可能导致药物积累中毒，产生失眠、头痛等不良反应
	地高辛	麻黄碱对心脏有兴奋作用，会增强地高辛等强心苷类药物对心脏的毒性，可能导致心律失常与传导阻滞，损害人体健康

用药提示

◎ 孕妇慎用。服药期间饮食应以清淡、少油盐为主。

清热药 >>

双黄连口服液

【主治】用于外感风热引起的感冒，症见发热、咳嗽、咽痛；也适用于病毒及细菌感染引起的上呼吸道感染、肺炎、扁桃体炎、咽炎等。

【用法】口服，每次20毫升，每日3次，小儿酌减。

- 疏风解表
- 清热解毒

搭配宜忌

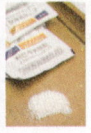

宜 利巴韦林

合用可以用于治疗病毒传染所致的流行性腮腺炎。

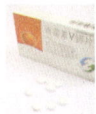

宜 青霉素

双黄连口服液与抗生素联用可以治疗急性化脓性扁桃体炎。

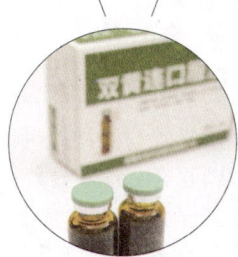

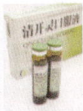

宜 清开灵口服液

两药同服可以治疗急性呼吸道感染,注射液联用也有此效果。

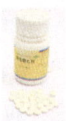

忌 维生素C

双黄连口服液方中有黄芩,黄芩与维生素C共用会影响药效。

用药提示

◎ 高血压、心脏病、肝病、糖尿病、肾病等慢性病患者及孕妇遵医嘱。

◎ 风寒感冒不宜使用。

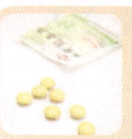

牛黄解毒片

◇清热解毒
◇散风止痛
◇镇静

【主治】用于咽喉肿痛、牙龈肿痛、口舌生疮、目赤肿痛。

【用法】温水送服，每日2~3次。

搭配宜忌

宜	六神丸	牛黄解毒片与六神丸可以研磨调糊外敷，治疗腮腺炎，疗效显著
忌	防风通圣丸	防风通圣丸与牛黄解毒片呈现药理拮抗效应，两药过量合并应用会导致中毒，损害人体健康
	四环素	四环素与含钙的牛黄解毒片同用，会形成溶解度小、不易被吸收的螯合物，导致彼此吸收量减小，疗效降低
	洋地黄	牛黄解毒片中含钙，钙离子能增强心肌收缩力，增加强心苷的作用，洋地黄功效与其相似，同用可能会导致心律失常

用药提示

◎ 血虚气弱、无实热或阴虚热盛所致的口疮、牙痛、喉痹者忌服。孕妇禁用。

◎ 新生儿、脾胃虚寒、体质虚弱者慎用。

家庭用药宜忌随身查

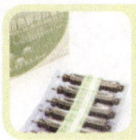

清热解毒口服液

◇清热解毒
◇消炎
◇止痛

【主治】用于流感、上呼吸道感染引起的发热面赤、烦躁口渴、咽喉肿痛等。

【用法】口服，每次 10~20 毫升，每日 3 次。

搭配宜忌

宜	青霉素	清热解毒口服液与青霉素 G 钾具有协同作用，两药合用可以治疗慢性肺心病细菌感染引起的急性发作
宜	康复新液	清热解毒口服液具有抗病毒、抗感染的功效，联合康复新液可以用于治疗小儿手足口病
忌	藜芦	清热解毒口服液方中有玄参，玄参与藜芦属于中药学"十八反"配伍禁忌，应避免同用
忌	维生素	清热解毒口服液方中含有黄芩，黄芩和维生素 C 同服会影响黄芩的疗效，不利于症状缓解

用药提示

○ 风寒感冒不宜服用。
○ 服药期间不宜食用滋补类中药及药膳。

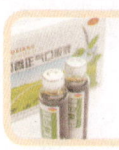

藿香正气液

◇ 解表
◇ 化湿
◇ 理气和中

【主治】用于外感风寒、内伤湿滞或夏伤暑湿所致的感冒发热，症见头痛昏重、胸膈痞闷、呕吐泄泻及胃肠感冒见上述证候者。

【用法】口服，每次喝5~10毫升，每日2次。

搭配宜忌

宜	多潘立酮（吗丁啉）	藿香正气液可以理气和中，吗丁啉与藿香正气液合用可以治疗功能性消化不良
宜	铝碳酸镁	铝碳酸镁和藿香正气液配伍应用，可以治疗反流性食管炎，临床收效良好
忌	滋补类中药	藿香正气液具有解表的功效，与补中益气的滋补类中药同服会互相抵消药效，降低疗效，不利于症状缓解
忌	阿司匹林	藿香正气液中含有乙醇，与阿司匹林合用会增加对消化道的刺激性，引起食欲不振、恶心，甚而导致消化道出血

用药提示

◎ 风热表证感冒、阴虚火旺者不宜服用。
◎ 慢性病患者及儿童、孕妇等遵医嘱。

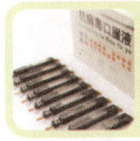

抗病毒口服液

◇清热祛湿
◇凉血
◇解毒

【主治】用于风热感冒、温病发热及上呼吸道感染、腮腺炎、流行性出血结膜炎等病毒性感染疾患。

【用法】开水冲服，每次3~6克，每日3次。

搭配宜忌

宜	乙酰螺旋霉素	乙酰螺旋霉素可以防止细菌感染，它与抗病毒口服液配服，对治疗小儿疱疹性口腔炎疗效明显
	眼药水	在治疗流行性出血性结膜炎（"红眼病"）时，配合口服抗病毒口服液使用眼药水与单纯使用眼药水相比，治愈更快
忌	板蓝根冲剂	抗病毒口服液中的主要成分是板蓝根，与板蓝根冲剂成分重复，同用可能会造成负面作用，尤其儿童不宜多用
	冷饮	抗病毒口服液方中有板蓝根，在服药期间同时进食冷饮会刺激胃肠道，从而引起腹泻等症状

用药提示

◎ 风寒感冒不宜使用。

◎ 在服药期间，不宜同时服用滋补类中药及药膳。

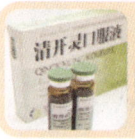

清开灵口服液

◇ 清热
◇ 解毒
◇ 镇静安神

【主治】用于外感风热所致的发热、烦躁不安、咽喉肿痛,以及上呼吸道感染、病毒性感染、急性咽炎等属上述症候者。

【用法】口服,每次 20~30 毫升,每日 2 次。

搭配宜忌

宜	开塞露	两者联用可治疗小儿病毒性上感发热
	西咪替丁	清开灵注射液与西咪替丁口服片剂联用可治疗秋冬季上呼吸道感染、病毒性感冒
忌	硫酸庆大霉素	清开灵注射液与硫酸庆大霉素同用会发生浑浊、沉淀现象,不能同时使用,否则不利于药物有效成分的吸收
	肾上腺素	目前已确认清开灵注射液不能与肾上腺素配伍使用,需要注射肾上腺素的患者如需服用清开灵口服液,需遵医嘱

用药提示

- 久病体虚患者如出现腹泻时慎用。
- 风寒感冒者不宜使用。
- 慢性病者及儿童、哺乳期妇女、年老体弱者应遵医嘱。

理气药>>

六味安消胶囊

【主治】用于胃痛胀满、消化不良、便秘、痛经,伴有食欲不振、饭后饱胀、呃逆、反酸。

- 和胃健脾
- 消积导滞

【用法】口服,每次3~6粒,每日2~3次。

搭配宜忌

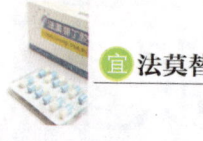

宜 法莫替丁

两药配服对于治疗胃食管反流病具有很好疗效。

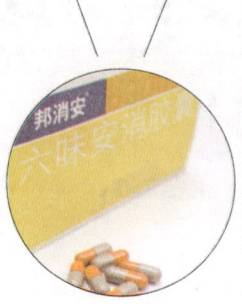

宜 青霉素

青霉素类药与六味安消胶囊合用可抗幽门螺杆菌，治疗慢性胃炎、胃溃疡。

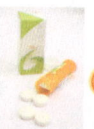

忌 磺胺类药物

六味安消胶囊方中有山楂，与磺胺类药物同服会导致肾及尿路损害，导致尿痛、尿闭。

忌 氨茶碱

六味安消胶囊方中有山楂，山楂含有有机酸，与碱性化学药同服会发生中和反应，降低疗效。

用药提示

○ 孕妇忌服。
○ 服药3天后症状未改善，应及时就医。

香砂六君丸

◇ 益气健脾
◇ 和胃
◇ 止痛

【主治】用于脾虚气滞、消化不良、嗳气食少、脘腹胀痛、大便溏泄。

【用法】口服，水丸每次6~9克，每日2~3次；浓缩丸每次12丸，每日3次。

搭配宜忌

宜	西沙必利	西沙必利可以加强胃肠运动而不改变黏膜分泌，与香砂六君丸配合服用可以治疗非溃疡性消化不良
	奥美拉唑	奥美拉唑能抑制胃酸分泌，两药联用抑制胃酸的同时保护胃黏膜，可以治疗胃溃疡
忌	心通口服液	心通口服液方中含有海藻，与香砂六君丸方中的甘草同用会互相抵消药效，不利于症状缓解
	乌梅丸	乌梅丸方中有乌头，与香砂六君丸方中的半夏配伍属于中药学"十八反"范畴，同用可能增加乌头的毒性，危害人体健康

用药提示

◎ 服药期间忌酒及辛辣、生冷、油腻的食物。
◎ 慢性病患者及儿童、孕妇等应遵医嘱。

槟榔四消丸

◇消食导滞
◇行气
◇泻水

【主治】用于食积痰饮、消化不良、脘腹胀满、嗳气吞酸、大便秘结。

【用法】口服,大蜜丸每次1丸,每日2次;水丸每次6克,每日2次。

搭配宜忌

宜	硝酸甘油片	硝酸甘油片主用于冠心病、心绞痛的治疗与预防,与槟榔四消丸配服则可以辅助治疗胆绞痛
忌	理中丸	槟榔四消丸方中有五灵脂,理中丸方中有人参,人参与五灵脂配伍属于中药"十九畏"范畴,不宜同用
	乳酶生	槟榔四消丸的主要成分是大黄,大黄会抑制或杀灭活的乳酸杆菌,使乳酶生失去活性
	多酶片	槟榔四消丸中的大黄会通过吸收或结合的方式,抑制胰酶、蛋白酶的助消化作用,从而使多酶片失去药效

用药提示

◎ 孕妇忌服。服用期间忌食生冷、油腻食物。
◎ 服药期间忌食滋补类药膳。

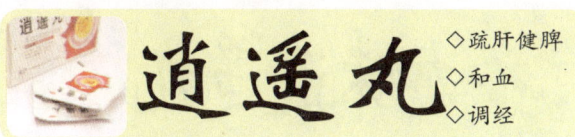

逍遥丸

◇ 疏肝健脾
◇ 和血
◇ 调经

【主治】用于肝郁血虚、脾虚所致胸胁疼痛、寒热往来、头疼咽干、食欲减退、月经不调等。

【用法】口服，每次 6~9 克，每日 2 次。

搭配宜忌

宜		
	多潘立酮（吗丁啉）	吗丁啉可治疗不同原因引起的呕吐、增强胃肠动力，与逍遥丸合用可以辅助治疗咽异感或功能性消化不良
	维生素E	临床使用逍遥散内服，并加以维生素E胶丸内服兼有外用，对治疗黄褐斑及黧斑具有明显疗效

忌		
	磺胺类药	逍遥丸中含有机酸成分，与磺胺类药物同用会影响乙酰化合物在尿中的溶解度，造成肾脏损害
	氨茶碱	逍遥丸中含有酸性成分，与氨茶碱等碱性药物同用会发生中和反应，降低疗效

用药提示

◎ 凡肝肾阴虚所致胁肋胀痛、咽干口燥、舌红少津者慎用。

◎ 孕妇忌服。感冒期间不宜服用。

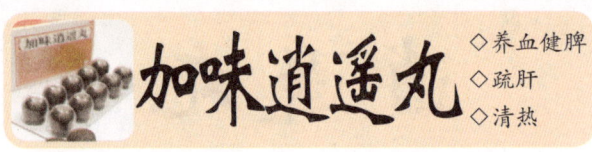

◇养血健脾
◇疏肝
◇清热

【主治】用于肝郁血虚生热，症见烦躁易怒、头痛目赤、月经不调、小便涩痛、舌红苔薄黄、脉弦虚数。
【用法】口服，每次6克，每日2次。

搭配宜忌

宜	心通口服液	加味逍遥丸可以疏肝健脾，心通口服液能益气活血，两药合用可以辅助治疗心脏神经症
宜	拉米夫定	拉米夫定与加味逍遥丸合用具有较好的抗乙肝病毒作用，还有较好的机体免疫调节作用
忌	清肺抑火丸	加味逍遥丸中的牡丹皮与清肺抑火丸中的大黄相畏，故两药不能同时使用，否则可能危害人体健康
忌	橘红丸	加味逍遥丸方中含有牡丹皮，橘红丸方中有川贝母，而牡丹皮与川贝母相畏，因此两药不能同时使用

用药提示

○ 服药期间忌生冷、油腻的食品。
○ 服药期间应忌气恼劳碌。孕妇服用前请先咨询医师。

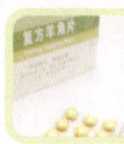

复方羊角片

◇ 平肝息风
◇ 活血
◇ 止痛

【主治】用于肝风内盛、血瘀络阻引起的偏正头痛、血管性头痛、神经痛。

【用法】口服,每次1.25克,每日2~3次。

搭配宜忌

宜	尼莫地平	尼莫地平除能治疗缺血性脑血管疾病外还可用于偏头痛的治疗,复方羊角片也同有此功效
忌	洋地黄	复方羊角片属含钙离子制剂,与洋地黄同用会增加强心苷的作用与毒性,并可引起心律失常和传导阻滞
	温胃舒颗粒	复方羊角片方中的川乌与温胃舒颗粒方中的附子均含有毒性成分,合用会导致累积中毒,危害人体健康
	小儿肺热咳喘口服液	小儿肺热咳喘口服液中含有麻黄,两者合用可能增加复方羊角片中乌头碱的毒性反应

用药提示

◎ 孕妇慎服。服药期间应忌食油腻、辛辣食物。
◎ 复方羊角片宜在饭后服用。

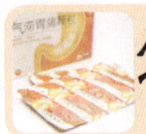

气滞胃痛颗粒

◇疏肝理气
◇和胃
◇止痛

【主治】用于肝郁气滞、胸痞胀满、胃脘疼痛等。

【用法】开水冲服,每次1袋,每日3次。

搭配宜忌

宜	奥美拉唑	奥美拉唑能抑制胃酸分泌,与气滞胃痛颗粒配合使用,可以用于辅助治疗消化性溃疡病
忌	降血糖药	气滞胃痛颗粒与降血糖药同服会升高血糖,产生水钠潴留,使患者出现水肿、高血压等,危害人体健康
	海藻	气滞胃痛颗粒方中有炙甘草,海藻咸寒冷滑,与甘草同服会影响药效,不利于症状的缓解
	三七血伤宁胶囊	气滞胃痛颗粒方中白芍与三七血伤宁胶囊方中的藜芦属于中医"十八反"配伍禁忌,同用可能危害人体健康

用药提示

- 肝胃郁火、胃阴不足引起的胃痛慎用。
- 服药期间忌酒及辛辣、生冷、油腻类食物。
- 慢性病患者及儿童、孕妇等遵医嘱。

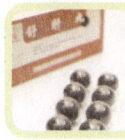

舒肝丸

◇ 疏肝和胃
◇ 理气
◇ 止痛

【主治】用于肝郁气滞、胸胁胀满、胃脘疼痛、嘈杂呕吐、嗳气反酸等。

【用法】口服，水蜜丸每次 4 克，大蜜丸每次 1 丸，每日 2~3 次。

搭配宜忌

宜	降压药	舒肝丸可以疏肝理气，平肝肾阴亏阳亢所致的血压高，与降血压药物可以合用，辅助治疗原发性高血压
忌	普萘洛尔	舒肝丸方中含有朱砂，与普萘洛尔等含甲基结构的药物联用易生成甲基汞，造成汞中毒
	甲氧氯普胺(胃复安)	舒肝丸方中的芍药有解痉、镇痛作用，胃复安则能加强胃肠收缩，两药合用会互相降低药效
	西地碘含片	舒肝丸方中有朱砂，朱砂与西地碘含片等碘化物药品合用，可生成有毒碘化汞沉淀，导致药源性肠炎

用药提示

◎ 孕妇慎用。月经量多者慎服。

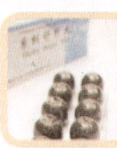

柴胡舒肝丸

◇疏肝理气
◇消胀
◇止痛

【主治】 用于肝气郁而不疏、胸胁痞闷、呕吐酸水，也用于治疗慢性肝炎、急慢性胃炎、胆道疾病等。

【用法】 口服，每次1丸（大蜜丸），每日2次。

搭配宜忌

忌		
	海藻	柴胡舒肝丸方中含有甘草，甘草与海藻及含有海藻成分的制剂功效相反，同服会互相抵消药效，不利于症状的缓解
	乳酶生	柴胡舒肝丸方中有大黄，大黄的某些成分会杀灭或抑制乳酸杆菌，降低乳酶生的治疗效果
	氨茶碱	柴胡舒肝丸方中有乌药，其生物碱成分与氨茶碱同用可能会增加毒性，出现药物中毒，危害人体健康
	甲氧氯普胺（胃复安）	胃复安会加强胃肠收缩，与柴胡舒肝丸的功效相反，同用会互相抵消药效，不利于症状的缓解

用药提示

◎ 孕妇不宜使用。肝肾阴虚、舌红少苔、口燥咽干等的肝胁疼痛不宜服用。月经量过多者慎用。

消导药>>

大山楂丸

- 调和脾胃
- 消食化滞

【主治】用于脾胃不和所致食积停滞、脘腹胀满、消化不良、食欲不振等。
【用法】口服，每次1~2丸，每日1~3次，小儿酌减。

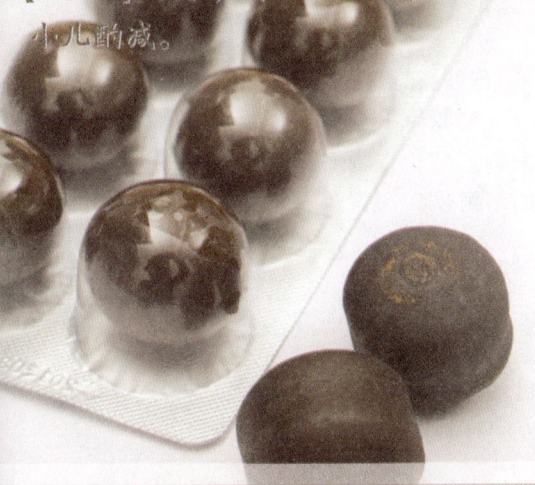

常用中成药宜忌速查

搭配宜忌

宜 蜂蜜

服用大山楂丸期间，饮用温蜂蜜水，对小儿伤食、疳积有一定疗效。

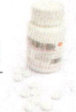

忌 复方氢氧化铝

大山楂丸中含有酸性成分，与复方氢氧化铝同用会导致酸碱中和，影响疗效。

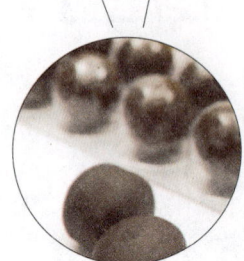

忌 磺胺类药物（磺胺药 TP）

同用会影响乙酰化合物在尿中的溶解度，损害肾脏。

忌 氨茶碱

大山楂丸中含有酸性成分，与氨茶碱联用会导致酸碱中和，影响疗效。

用药提示

- 胃酸过多者慎用。
- 本品方中有糖分，糖尿病患者应遵医嘱。

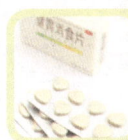

健胃消食片

◇健胃消食
◇补脾
◇益气

【主治】用于脾胃虚弱导致的食积，症见不思饮食、脘腹胀满，以及消化不良见上述证候者。

【用法】口服，每次4~6片，每日3次，小儿酌减。

搭配宜忌

宜	多潘立酮（吗丁啉）	健胃消食片能促进食物消化，尤其是面食、肉类，与吗丁啉合用消食作用更强，还有助于治疗胃、十二指肠溃疡
忌	复方氢氧化铝（胃舒平）	复方氢氧化铝属于碱性肠胃药，而健胃消食片中有陈皮、山楂等酸性成分，两药合用会导致互相抵消药效
	藜芦	健胃消食片方中有太子参，且为主要，太子参与藜芦属于中药"十八反"配伍禁忌，不宜同用
	阿司匹林	阿司匹林对胃黏膜有刺激性作用，健胃消食片也可以促进胃酸分泌，两药同用可能引起溃疡

用药提示

◎ 有高血压、心脏病、肝病、糖尿病、肾病等慢性病严重者应在医师指导下服用。

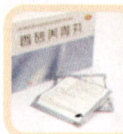

香砂养胃丸

◇化湿行气
◇和中止呕
◇和胃止痛

【主治】用于中阳不足、湿阻气滞所致胃痛痞满，症见胃痛隐隐、呕吐酸水、不思饮食、四肢倦怠等。

【用法】温水送服，每次9克或8丸，每日3次。

搭配宜忌

宜	参苓白术丸	参苓白术丸可以健脾益气，与香砂养胃丸配合使用可以辅助治疗脾胃虚寒型的慢性肠炎
	多潘立酮（吗丁啉）	吗丁啉可以消除胃部潴留，与香砂养胃丸配服可以辅助治疗功能性消化不良
	西沙必利	西沙必利可以加强胃肠运动而不改变黏膜分泌，与香砂养胃丸配合服用可以治疗运动障碍型功能性消化不良
忌	桂附地黄丸	桂附地黄丸方中有附子，与香砂养胃丸方中的半夏属于中药学"十八反"配伍禁忌，同用可能损害人体健康

用药提示

◎ 慢性病患者及儿童、孕妇等遵医嘱。
◎ 儿童需要在成年人的监督下服用。

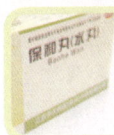

保和丸

◇ 消食
◇ 导滞
◇ 和胃

【主治】用于食积停滞，症见脘腹胀满、嗳腐吞酸、不思饮食等。

【用法】口服，每次 1~2 丸，每日 2 次，小儿酌减。

搭配宜忌

宜	元胡止痛胶囊	保和丸与元胡止痛胶囊联用可以发挥消除幽门水肿、充血与痉挛的作用，治疗幽门不完全梗阻
	补中益气丸	补中益气丸与保和丸配合服用，可以用于食欲不振、体倦乏力等症，但建议餐前餐后分别服用
忌	复方氢氧化铝（胃舒平）	保和丸的主要成分为山楂、六神曲等，均属于酸性物质，而复方氢氧化铝（胃舒平）属碱性制剂，合用会降低药效，不利于症状的缓解
	磺胺类药物	保和丸含有有机酸，与磺胺类药物联用会造成肾脏损伤，导致尿痛、尿闭等

用药提示

◎ 不适用于因肝病或心、肾功能不全所致的饮食不消、脘腹胀满者。服药期间忌暴饮暴食。孕妇忌服。

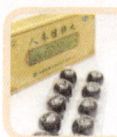

人参健脾丸

◇健脾益气
◇和胃
◇止泻

【主治】用于脾胃虚弱所致的饮食不化、恶心呕吐、脾虚便溏、体弱倦怠等。

【用法】口服，水蜜丸每次8克，大蜜丸每次2丸，每日2次。

搭配宜忌

忌	附子理中丸	附子理中丸具有温中健脾的功效，与人参健脾丸合用不仅健脾和胃的功效更强，还可以辅助治疗慢性肠炎
	醋	人参健脾丸方中有茯苓，茯苓与醋同服会被有机酸削弱药效，降低疗效
	藜芦	人参健脾丸中主要成分是人参，与藜芦及含有藜芦的中成药联用会导致藜芦的毒性增强，同服可能危害人体健康
	大蒜	人参健脾丸方中有白术，大蒜中含有的挥发油类易与白术中含有的挥发油互相融合、干扰，使药性变得燥烈，不利于人体健康

用药提示

◎ 湿热腹泻或食积引起的嗳腐厌食者不宜使用。
◎ 用药期间忌食生冷、油腻食物。孕妇慎用。

妇科药 >>

妇科千金片

【主治】用于湿热瘀阻所致带下病、腹痛,症见带下量多、色黄质稠、小腹疼痛等。

😊 清热除湿
😊 益气化瘀

【用法】口服,片剂每次6片,胶囊每次2粒,每日3次。

搭配宜忌

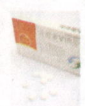

宜 抗生素
（青霉素）

妇科千金片与抗生素联用可用于治疗子宫内膜炎。

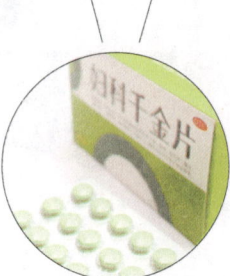

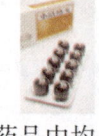

忌 小活络丸

两种药品中均含有生物碱的成分，合并用药可能会增加药毒性，不利健康。

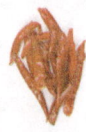

忌 辣椒

在服药期间，不要食用辛辣的食物，否则会影响肠胃对药物有效成分的吸收，影响药效。

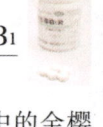

忌 维生素 B_1

妇科千金片方中的金樱根含有鞣质成分，与维生素 B_1 同用会导致失去疗效。

用药提示

◎ 青春期少女、孕妇及绝经后妇女慎用，慢性病患者宜遵医嘱。

◎ 忌辛辣、生冷、油腻类食物。

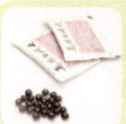

乌鸡白凤丸

◇补气
◇养血
◇调经止带

【主治】用于气血两虚、身体瘦弱、腰膝酸软、月经不调、崩漏带下。

【用法】口服，水蜜丸、水丸每次6克，小蜜丸每次9克，大蜜丸每次1丸，每日2次。

搭配宜忌

宜	养血当归糖浆	乌鸡白凤丸与养血当归糖浆可以相配，用于治疗青春期功能性子宫出血
	刺五加片	临床使用乌鸡白凤丸配合刺五加片，可以用于治疗白细胞减少症，疗效显著
忌	洋地黄	乌鸡白凤丸属于含钙中成药，两者合用可能增加强心苷的作用与毒性，引起心律失常和传导阻滞，危害人体健康
	四环素	四环素与乌鸡白凤丸联用可能形成溶解度小、不被吸收的螯合物，导致彼此吸收减效，影响疗效，不利于症状缓解

用药提示

◎ 湿热内盛者慎用。
◎ 孕妇慎用。
◎ 服用乌鸡白凤丸期间不宜同时服用感冒药。

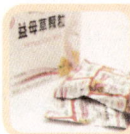

益母草颗粒

◇ 活血调经
◇ 去瘀生新
◇ 止痛缩宫

【主治】用于血瘀所致的月经不调、产后恶露不绝，症见月经量少、淋漓不尽、产后出血时间过长等。

【用法】开水冲服，每次1袋，每日2次。

搭配宜忌

宜	甲羟孕酮片	临床使用甲羟孕酮片与益母草颗粒配合，治疗早孕不全流产宫内残留
	孕酮	孕酮与益母草颗粒联用，是临床药物治疗流产后阴道出血较为安全、有效、方便的配伍方式
	云南白药口服剂	益母草颗粒与云南白药口服剂，可以辅助治疗中期引产妇女的阴道出血，有助于子宫收缩复旧
忌	氨茶碱	益母草的主要有效成分是益母草碱等生物碱，与氨茶碱及类似生物碱类药同服会增加毒性，出现药物中毒，危害人体健康

用药提示

◎ 气血两虚引起的月经量少、色淡质稀，伴有头晕心悸、疲乏无力等症候的患者，不宜选用本药。

◎ 青春期少女及更年期妇女慎用。

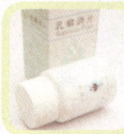

乳癖消

◇ 软坚散结
◇ 活血
◇ 消痈

【主治】用于痰热互结所致的乳癖、乳痈，乳房结节、产后乳房结块及乳腺增生、乳腺炎等。

【用法】口服，每次5~6片，每日3次。

搭配宜忌

宜	三苯氧胺	乳癖消能明显减少三苯氧胺的副作用，两药联合可以治疗乳腺增生，疗效明显，安全性高
	知柏地黄丸	临床使用知柏地黄丸与乳癖消联合治疗女童性早熟，可以避免使用物理制剂所产生的副作用，疗效较好
忌	甘草	乳癖消中含有海藻，海藻与甘草同用会影响疗效，因此服用乳癖消期间应当避免使用甘草或含甘草的制剂
	异丙肾上腺素	乳癖消中含有三七，两药合用会增加异丙肾上腺素对心脏的毒性，可能导致药物中毒

用药提示

◎ 服药期间忌食辛辣、油腻食品及海鲜类。
◎ 孕妇慎用。乳痈化脓者慎用。

男科药 >>

前列通片

- 补肾健脾
- 清利湿浊

【主治】用于急慢性前列腺炎，前列腺增生病所致尿潴留、尿血、尿频、小便胀痛等。

【用法】口服，每次1片，每日3次。

🔹 搭配宜忌

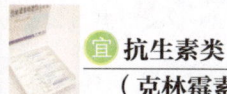

宜 抗生素类
（克林霉素TP）

前列通片与抗生素类药物配合可以治疗慢性细菌性前列腺炎，但抗生素的具体选择需遵医嘱。

忌 酒

前列通片中的琥珀有中枢抑制作用，与乙醇或者其他中枢抑制类药同用可能导致呼吸抑制。

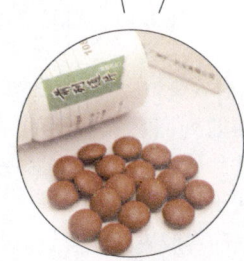

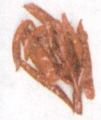

忌 辣椒

前列通片中含有黄芪，与辣椒同服会引起腹胀，另外治疗前列腺病症期间也不能吃辛辣食品。

忌 葱

前列通片方中有肉桂，与葱同服过量会导致脏腑不和、头昏头胀等。

💊 用药提示

◎ 服药期间忌食辛辣、生冷、油腻的食物。
◎ 服药一周后症状如无明显改善应及时就医。

常用中成药宜忌速查

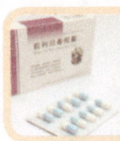

前列回春胶囊

◇ 清热
◇ 解毒
◇ 温阳回春

【主治】用于治疗慢性前列腺炎，以及由前列腺炎引起的尿频、尿急、尿道涩痛、淋浊、阳痿早泄等。

【用法】口服，每次4~6粒，每日2~3次。

搭配宜忌

忌		
	保钾利尿药	服用前列回春胶囊期间，避免同时服用保健利尿药，否则可能会导致高钾血症，不利于人体健康
	地高辛	前列回春胶囊属于含钙制剂，与地高辛等洋地黄类药物联用会加强心肌收缩力，导致强心苷毒性增加，可能引起心律失常
	海藻	前列回春胶囊方中含有甘草，甘草与海藻同服会影响疗效，因此服用前列回春胶囊期间要避免食用海藻及相关制剂
	大蒜	前列回春胶囊方中含有莱菔子，莱菔子中的挥发油成分与大蒜同用可能导致药性燥烈

用药提示

◎ 高血压患者慎用。
◎ 老年人请在医师指导下服用。妇女禁用。

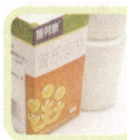

前列康

◇轻身
◇益气
◇利小便

【主治】用于前列腺炎和前列腺增生,以及由此引起的尿急、尿频、尿后滴沥、尿潴留、性功能障碍等。
【用法】口服,每次4~6片,每日3次。

搭配宜忌

宜

六味地黄丸	临床使用六味地黄丸与前列康联合治疗前列腺增生,疗效较好,有病程短、副作用小的优点
肾气丸	前列康与肾气丸联用可以治疗肾阳虚损型的前列腺炎,症见尿频、尿道滴白、小腹会阴胀痛不适等
补中益气丸	前列康与补中益气丸联用可以治疗中气不足型慢性前列腺炎,症见尿频而不痛、尿末滴白等
八正合剂	前列康与八正合剂联用可以治疗湿热壅滞型慢性前列腺炎,尤其对急性发作期有效,但久服会损伤脾胃,应慎重

用药提示

◎ 前列康方中有花粉成分,对此类成分过敏者禁用。
◎ 服用前列康期间,应节制房事。

利水渗湿药 >>

三金片

◎ 清热解毒
◎ 利湿通淋

【主治】用于湿热下注证，症见小便短赤、淋沥涩痛、尿急频数及急慢性肾盂肾炎、膀胱炎、尿路感染等。

【用法】口服，小片每次5片，大片每次3片，每日3~4次。

家庭用药宜忌随身查

搭配宜忌

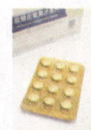

宜 左氧氟沙星

临床将两药配用以辅助治疗尿路感染，疗效显著，且不会出现副作用。

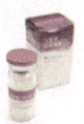

宜 阿奇霉素

两药配合治疗非淋菌性尿道炎，可调高疗效、避免副作用。

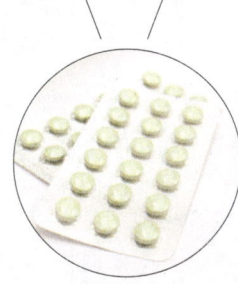

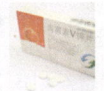

宜 青霉素

共用可辅助治疗尿路感染，并明显降低复发率、减少不良反应。

忌 维生素 B_1

三金片中含有鞣质成分，与维生素 B_1 合用会导致疗效降低。

用药提示

- 孕妇慎用。
- 服药期间忌油腻、肥甘、辛辣食物及烟、酒。

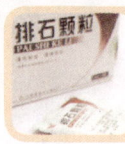

排石颗粒

◇ 清热利水
◇ 通淋
◇ 排石

【主治】用于下焦湿热所致石淋，症见腰腹疼痛、排尿不畅或伴有血尿，泌尿系结实见上述证候者。

【用法】开水冲服，每次1袋，每日3次。

搭配宜忌

宜	哈乐（盐酸坦索罗辛）	临床将两药联合使用，治疗输尿管下段结石，具有协同作用，疗效显著，且无并发症出现
宜	孕酮	孕酮能使平滑肌松弛，促进钠、氯的排泄，促进结石排出，与排石颗粒联用能治疗输尿管结石
忌	海藻	排石颗粒方中含有甘草，甘草与海藻属于中药"十八反"配伍禁忌，同用会影响药物疗效，故不宜与海藻及含有海藻的制剂同用，如乳癖消等
忌	阿司匹林	排石颗粒与阿司匹林联用容易诱发胃、十二指肠溃疡

用药提示

◎ 脾虚便溏者及孕妇慎用。凡久病伤正，兼见肾阴不足或脾气亏虚、虚实夹杂者，不宜单用本品。

祛风湿利关节药 >>

祖师麻片

- 祛风除湿
- 活血止痛

【主治】用于风湿痹证、关节炎、类风湿性关节炎，也可用于坐骨神经痛、肩周炎。

【用法】口服，每次3片，每日3次。

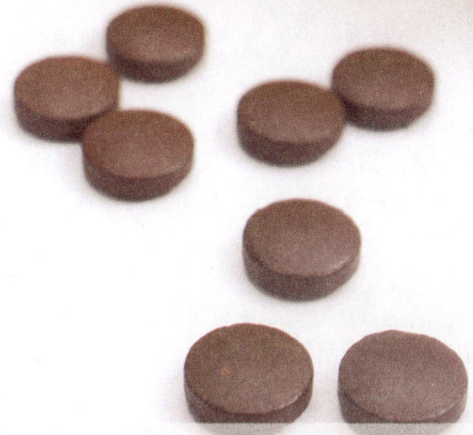

搭配宜忌

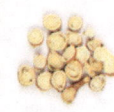
宜 甘草

祖师麻片与甘草或甘草片配服，可以用于辅助治疗心、胃痛。

宜 泼尼松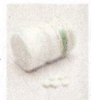

临床使用祖师麻片联合泼尼松及同类西药，治疗类风湿性关节炎，疗效显著。

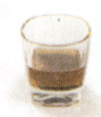
宜 黄酒

服用祖师麻片期间可以饮用温黄酒，治疗腰腿痛的疗效更为显著。

忌 乳癖消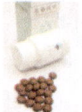

两药同服可能造成不良反应，影响药物吸收、损害身体健康。

用药提示

- 胃病患者可以饭后服用，并配合健胃药使用。
- 孕妇慎用。

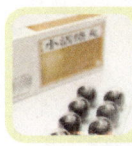

小活络丸

◇ 祛风
◇ 除湿
◇ 活络通痹

【主治】用于风寒湿痹、肢体疼痛、麻木拘挛等症。
【用法】黄酒或温开水送服,大蜜丸每次1丸,片剂每次4片,每日2次。

搭配宜忌

忌		
	阿托品	小活络丸中含有的生物碱成分与阿托品同用会增加毒性,出现药物中毒,不利于人体健康
	豆豉	小活络丸方中含有川乌,川乌与豆豉的药性功用相悖,同用会引起身体不适,服用小活络丸期间应避免食用类似制品
	地高辛	小活络丸中含有乌头碱,具有强心、抗休克的作用,会增强地高辛对心脏的毒性,引起心律失常
	中枢抑制剂	小活络丸有镇静作用,与中枢抑制剂大量同服可能导致过度抑制,出现头晕、心律失常等

用药提示

◎ 阴虚有热者忌孕妇禁服。
◎ 过量会引起中毒。哺乳期妇女及幼儿禁用。

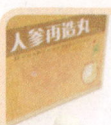

人参再造丸

◇ 祛风化痰
◇ 活血
◇ 通络

【主治】用于风痰阻络所致的脑卒中，症见半身不遂、口眼㖞斜、手足麻木、疼痛拘挛等。

【用法】口服，每次1丸，每日2次。

搭配宜忌

宜	美多巴	人参再造丸临床与美多巴联用，对于治疗帕金森病有一定疗效，副作用与并发症较长期应用左旋多巴类药物低
忌	地高辛	人参再造丸方中有麻黄，麻黄碱会增强地高辛等强心苷类药物对心脏的毒性
	帕吉林（优降宁）	人参再造丸方中有麻黄，麻黄碱会使动脉收缩升高血压，从而影响优降宁的降压效果，必须同服时需要调整剂量
	普萘洛尔	人参再造丸方中含有朱砂，与含甲基结构的药物易生成甲基汞，造成汞中毒，有损身体健康

用药提示

◎ 孕妇禁服。
◎ 本品不宜长期大量服用。
◎ 不宜与碘化钾、硫酸亚铁等同用。

化痰止咳平喘药 >>

急支糖浆

- 清热化痰
- 宣肺止咳

【主治】用于外感风热所致的咳嗽，症见发热、恶寒、胸膈满闷、咳嗽咽痛等。

【用法】口服，每次20~30毫升，每日3~4次，儿童酌减。

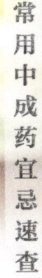

搭配宜忌

宜 青霉素

临床将两药联用可治疗儿童呼吸道感染，安全有效。

忌 地高辛

急支糖浆中含有麻黄碱，能增加地高辛对心脏的毒性，引发心律失常。

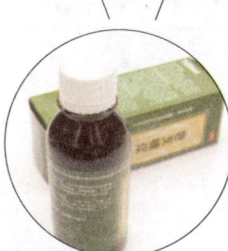

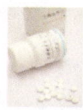

忌 降压药（尼群地平）

急支糖浆中含有麻黄碱，会使动脉收缩升高血压，影响降压药疗效。

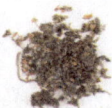

忌 海藻

急支糖浆中含有甘草，不宜与海藻及含有海藻的制剂同服。

用药提示

- 孕妇禁用。
- 高血压、心脏病患者慎用。
- 本品含糖，糖尿病患者禁服。

桂龙咳喘宁片

◇ 止咳化痰
◇ 降逆
◇ 平喘

【主治】用于外感风寒、痰湿阻肺引起的咳嗽、气喘、痰涎壅盛等,及急慢性支气管炎见上述证候者。

【用法】口服,每次5粒,每日3次。

搭配宜忌

宜	参一胶囊	两药合用对免疫功能具有调节作用,可合用于治疗慢性阻塞性肺疾病
忌	甲氧氯普胺(胃复安)	桂龙咳喘宁片方中含有白芍,具有解痉、镇痛功效,与胃复安同服会互相降低药效,不利于症状的缓解
	洋地黄	桂龙咳喘宁片中含有钙成分,与洋地黄同用会增加强心苷的毒性,引起心律失常和传导阻滞
	海藻	桂龙咳喘宁片含有甘草,甘草与海藻功效相悖,会互相影响药效,不利于症状的缓解,故本药与海藻及含海藻的制剂不宜同用

用药提示

- 服药期间,忌烟、酒、猪肉及生冷食物。
- 服药期间不宜同时服用滋补性中药及药膳。

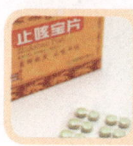

止咳宝片

◇宣肺
◇祛痰
◇止咳平喘

【主治】用于外感风寒所致咳嗽、痰多清稀、咳甚而喘,慢性支气管炎与上呼吸道感染见上述证候者。

【用法】口服,每次2片,每日3次。

搭配宜忌

忌		
	吗啡	止咳宝片方中的罂粟壳含有吗啡成分,服药期间若与吗啡同服,会引起药物积累中毒,导致呼吸衰竭等
	磺胺类药	止咳宝片中含有酸性成分,与磺胺类药物同服容易造成肾及尿路损害,产生血尿、结晶尿等
	降糖药	止咳宝片方中含有甘草,可以促进糖原异生,升高血糖,产生水钠潴留,使患者出现水肿、高血压等
	吲哚美辛(消炎痛)	止咳宝片与吲哚美辛同用会增加吲哚美辛对于肾脏的毒副作用,不利于人体健康

用药提示

◎ 孕妇、婴儿和哺乳期妇女忌用。
◎ 肺热、肺燥所致干咳及咳痰带血者慎用。

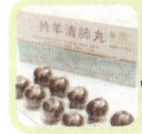

羚羊清肺丸

◇ 清肺利咽
◇ 清瘟
◇ 止嗽

【主治】用于肺胃热盛，感受时邪、身热头晕、四肢酸懒、咳嗽痰盛、咽喉肿痛、口干舌燥等。

【用法】口服，每次1丸，每日3次。

搭配宜忌

忌		
	氨茶碱	羚羊清肺丸方中有贝母，其所含的生物碱成分与氨茶碱同用会增加毒性，出现药物中毒
	洋地黄	羚羊清肺丸属于含钙中成药，与洋地黄同用会增加强心苷的毒性，并可能引起心律失常和传导阻滞
	可待因	羚羊清肺丸方中含有苦杏仁，苦杏仁苷与哌替啶的毒性作用相同，同服容易导致呼吸衰竭
	乳酶生	羚羊清肺丸方中含有大黄，可通过吸收或结合的方式，抑制胰酶、蛋白酶的助消化作用，导致乳酶生失去药效

用药提示

◎ 肺寒及气虚咳嗽者忌服。孕妇慎用。
◎ 服药期间禁烟、酒及辛辣、生冷食品。

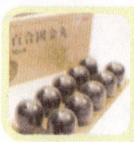

百合固金丸

◇ 养阴
◇ 润肺
◇ 止咳化痰

【主治】用于肺肾阴虚、燥咳少痰、痰中带血、咽干喉痛。

【用法】口服，水蜜丸每次6克，大蜜丸每次1丸，每日2次。

搭配宜忌

宜	生脉散	临床使用百合固金丸和生脉散联用，对进行放射治疗后出现的并发症如放射性肺炎等具有较好的疗效
忌	阿司匹林	百合固金丸方中有甘草，与阿司匹林同服容易诱发胃、十二指肠溃疡，有害人体健康
	氨茶碱	百合固金丸方中有川贝母，其所含生物碱与氨茶碱合用容易增加毒性，出现药物中毒
	动物血	百合固金丸方中有地黄，动物血中一些有机成分与地黄相遇容易发生不良的生化反应，危害健康

用药提示

○ 脾虚便溏、食欲不振者忌用。

○ 痰湿壅盛患者不宜服用，其表现为痰多黏稠或稠厚成块。

常用西药
宜忌速查

抗感染药 >>

青霉素

【用途】青霉素可杀灭细菌及其他微生物，主要应用于细菌感染及其他感染，可治疗扁桃体炎、猩红热、败血症、大叶性肺炎、中耳炎、气性坏疽、白喉、脑膜炎、炭疽等症。

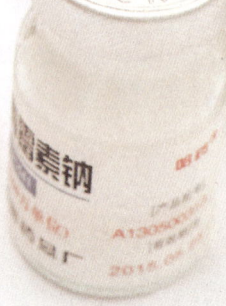

搭配宜忌

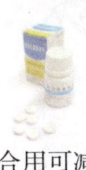

宜 阿司匹林

合用可减少青霉素在肾小管的分泌排出，延长其半衰期。

忌 氯霉素

青霉素不能与氯霉素、四环素等抑菌性抗生素联合使用，这些药物会彼此干扰。

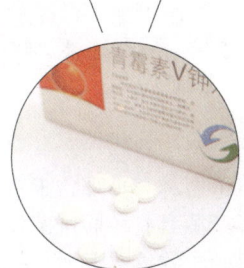

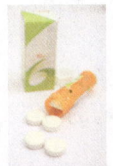

忌 磺胺药

磺胺药属于抑菌剂，青霉素是杀菌剂，两药合用作用会明显降低。

忌 碳酸饮料

口服青霉素时不能与碳酸饮料合用，酸会摧毁青霉素的药效。

用药提示

◎ 大部分口服类青霉素应在晨起、饭前1小时或饭后2小时服用，最有利于吸收。
◎ 孕妇、哺乳期妇女遵医嘱。
◎ 对青霉素过敏的患者忌用。

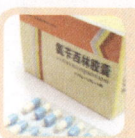

氨苄西林

【用途】氨苄西林为广谱半合成青霉素,对肠球菌属和李斯特菌属的作用优于青霉素,多用于呼吸道感染、胃肠道感染、尿路感染、软组织感染、心内膜炎、脑膜炎、败血症等。

搭配宜忌

宜	卡那霉素	氨苄西林与卡那霉素对大肠埃希菌、变形杆菌具有协同抗菌作用,联用可治疗感染所致急性腹泻、尿路感染等
忌	口服避孕药	氨苄西林能刺激雌激素代谢或减少其肠肝循环,因而可降低口服避孕药的避孕效果,导致避孕失败
	别嘌醇	氨苄西林与别嘌醇同用,有可能增加皮疹及瘙痒的风险,尤其多见于高尿酸血症
	阿替洛尔	氨苄西林与阿替洛尔不宜同用,因为氨苄西林会降低阿替洛尔的疗效,不利于症状缓解

用药提示

◎ 传染性单核细胞增多症、淋巴细胞白血病、淋巴瘤患者使用氨苄西林容易发生皮疹,应避免使用。

氯霉素

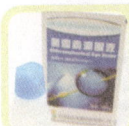

【用途】氯霉素属于抑菌剂,多用于治疗由敏感菌所致眼部感染,如沙眼、结膜炎、角膜炎、眼睑缘炎等;还可用于敏感伤寒沙门菌所致伤寒的治疗。

搭配宜忌

宜	氯丙嗪	氯霉素为肝药酶抑制药,可抑制氯丙嗪、甲苯磺丁脲、华法林等药物在肝脏的代谢,升高他们的血药浓度
忌	利福平	利福平可以促进氯霉素代谢,从而导致氯霉素的疗效降低,不利于症状的缓解
	红霉素	氯霉素与林可霉素类或红霉素等大环内酯类抗生素合用可相互竞争与细菌核蛋白体50S亚基的结合而产生拮抗作用
	青霉素	氯霉素为快速抑菌剂,可干扰青霉素等增殖期杀菌药的杀菌作用,从而影响青霉素等药的疗效,不利于症状缓解

用药提示

- 对氯霉素过敏者禁用。
- 孕妇及哺乳期妇女慎用;新生儿和早产儿禁用。
- 氯霉素不宜大剂量长期使用。

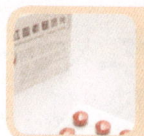

红霉素

【用途】红霉素属于大环内酯类抗生素，适用于治疗人体几乎所有部位的感染，常作为青霉素过敏患者治疗感染的替代用药，也可用于治疗沙眼、结膜炎、角膜炎等。

🞤 搭配宜忌

宜		
	甲硝唑	临床使用甲硝唑与红霉素联用治疗宫颈糜烂，消肿、收敛作用较强，且治疗过程无痛苦，疗效显著
	双嘧达莫	双嘧达莫与红霉素具有协同作用，临床将二药联用治疗憋喘性肺炎，应用安全、不良反应小、疗效显著

忌		
	利福平	红霉素与利福布汀或利福平合用会干扰红霉素的药效，并增大发生肠道不良反应的风险
	降胆固醇药	红霉素与他汀类降胆固醇药合用，会增加有潜在致命风险的症状，包括严重肌痛和肌损坏

💊 用药提示

◎ 对红霉素类药物过敏者禁用。

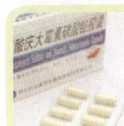

庆大霉素

【用途】庆大霉素主要用于治疗敏感革兰氏阴性杆菌所致的严重感染，如败血症、下呼吸道感染、肠道感染、盆腔感染、腹腔感染、皮肤软组织感染、复杂性尿路感染等。

搭配宜忌

宜	克林霉素	临床使用庆大霉素与克林霉素联用治疗急性盆腔炎，具有较好的疗效，不良反应较少
	雷尼替丁	雷尼替丁与庆大霉素合剂联用可以治疗消化性溃疡，溃疡愈合快，且溃疡复发率低，无明显不良反应，疗效较好
忌	链霉素	庆大霉素与链霉素及其他氨基糖苷类合用或先后用可能增加其产生耳毒性、肾毒性及神经肌肉阻滞作用
	氨茶碱	庆大霉素与氨茶碱属酸碱配伍禁忌，容易出现前庭神经紊乱的毒性作用，还会使尿液碱化

用药提示

◎ 对氨基糖苷类药物过敏的患者禁用。
◎ 用药期间应摄入足够水分，以减小肾小管的损害。

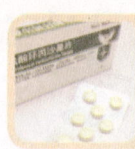

环丙沙星

【用途】环丙沙星多用于敏感菌引起的泌尿生殖系统感染、呼吸道感染、胃肠道感染、伤寒、骨和关节感染、皮肤软组织感染及败血症等全身感染，也用于敏感菌引起的结膜炎等。

搭配宜忌

忌		
	丙磺舒	丙磺舒会降低环丙沙星的肾排泄率，两者合用时可引起环丙沙星的血浓度增高，从而产生毒性
	尿碱化药	尿碱化药与环丙沙星同用会导致环丙沙星在尿中的溶解度降低，导致结晶尿和肾毒性
	茶碱类	环丙沙星可抑制肝微粒体酶，与咖啡因、茶碱类等同用可减少此种药类的清除，使其血药浓度升高，可能产生毒性反应
	利福平	利福平会加速环丙沙星的代谢，使其血药浓度下降，两药同用会导致药效降低，不利于症状的缓解

用药提示

◎ 对氟喹诺酮类药过敏的患者禁用。

◎ 青少年及幼儿不宜使用，老年人应减量使用。

甲硝唑

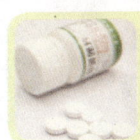

【用途】 甲硝唑可用于治疗急性阿米巴病和阴道、骨骼、大脑、神经系统、尿道、腹部及皮肤感染；胶剂还用于痤疮、严重皮肤溃疡和口腔周围的炎症等。

搭配宜忌

宜		
	心痛定	心痛定与甲硝唑具有协同作用，可用于治疗消化性溃疡，疗效较强，副作用小，并能促进溃疡的愈合
	红霉素	临床使用甲硝唑与红霉素联用治疗宫颈糜烂，消肿、收敛作用较强，且治疗过程无痛苦，疗效显著

忌		
	酒	服用甲硝唑期间应禁止饮酒，也不要服用戒酒硫，因存在严重的药物相互作用的风险，可能危害人体健康
	土霉素	土霉素会干扰甲硝唑清除阴道滴虫的作用，因此在使用甲硝唑治疗阴道滴虫病时，不宜同时使用土霉素

用药提示

◎ 对吡咯类药物过敏患者以及有活动性中枢神经疾病和血液病患者禁用。老年人、儿童需遵医嘱。

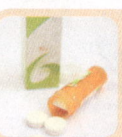

磺胺药

【用途】磺胺类药物适用于全身感染,尤其是尿道感染,还可用于风湿性关节炎或青少年类风湿性关节炎、溃疡型或其他类型结肠炎、克罗恩氏病和关节粘连性脊椎炎等。

搭配宜忌

忌		
	对氨基苯甲酸	对氨基苯甲酸可以代替磺胺甲噁唑被细菌摄取,两者相互拮抗,同用会影响疗效
	口服降血糖药	口服降糖药与磺胺甲噁唑同用会导致药物作用时间延长或发生毒性反应
	雌激素类避孕药	磺胺药与雌激素类避孕药长时间合用可能导致避孕的可靠性减少,并增加经期外出血的机会,危害女性健康
	孟德立胺	孟德立胺和磺胺类药物并用时,可在尿液中形成不溶性沉淀,增加结晶尿危险,要避免同用

用药提示

◎ 对磺胺类药物、阿司匹林、含氨基苯甲酸防晒油、局部麻醉剂过敏的患者及患有卟啉症的患者禁用。
◎ 有肠道或尿道梗阻的患者及2岁以下婴幼儿禁用。

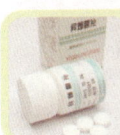

异烟肼

【用途】 异烟肼为一种抗结核药,常与其他抗结核药联用于各类结核病的治疗,包括结核性脑膜炎及其他分枝杆菌感染,也可单用于各型结核病的预防。

搭配宜忌

宜	利福平	两者常配伍用于治疗结核病及由结核病接触史人群的结核病预防,但两者联用对肝脏损害也更大,需遵医嘱
忌	酒	服用异烟肼期间一旦饮酒,容易诱发异烟肼的肝脏毒性反应,并加速异烟肼的代谢,不利于症状缓解
	酮康唑	异烟肼与酮康唑或咪康唑合用会导致这两种药品的血药浓度降低,应尽量避免同时使用
	乙酰氨基酚	异烟肼与乙酰氨基酚合用时,由于两者均可形成毒性代谢物,因此可能增加肝毒性及肾毒性

用药提示

◎ 肝功能损害者、精神病和癫痫患者禁用。
◎ 孕妇、哺乳期妇女、儿童及老年人应遵医嘱。

利福平

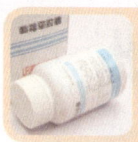

【用途】 利福平是一种抗结核药，常与其他药物联用于各种结核病的治疗，也可用于治疗麻风、非结核分枝杆菌感染、脑膜炎、沙眼、结膜炎、角膜炎等。

搭配宜忌

宜		
	氯霉素	氯霉素与利福平均为抑制剂，对支原体、衣原体均有较好抑制作用，可以联用于急慢性附睾炎，疗效显著
忌	酒	饮酒可使利福平的肝毒性发生率增加，并增加利福平的代谢，服药期间应尽量避免饮酒
	口服避孕药	利福平可以促进雌激素的代谢或减少其肠肝循环，降低口服避孕药的作用，导致月经间期出血、避孕失败等
	丙磺舒	丙磺舒可与利福平竞争被肝细胞的摄入，使利福平血浓度增高并产生毒性反应，通常不宜同用

用药提示

◎ 对利福霉素类抗菌药过敏者及严重肝功能不全、胆管阻塞者禁用。婴儿及妊娠三个月以内孕妇禁用。

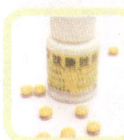

呋喃唑酮

【用途】呋喃唑酮又称痢特灵，主要用于各种胃肠道感染，包括细菌性痢疾、伤寒、沙门菌属感染等，也可用于治疗霍乱、滴虫病、幽门杆菌所致的胃窦炎等。

搭配宜忌

宜	阿莫西林	临床使用阿莫西林与呋喃唑酮配合雷尼替丁治疗消化性溃疡，愈合更快，能更有效地防止复发，副作用较小
	胰岛素	呋喃唑酮与地西泮胰岛素合用，可以增强和延长胰岛素的降血糖作用
忌	苯丙胺	呋喃唑酮有单胺氧化酶抑制作用，可抑制苯丙胺等药物的代谢而导致血压升高，服药期间食用含多量酪胺的食物也会有类似反应
	酒	呋喃唑酮与乙醇合用可致双硫醒样反应，出现面部潮红、心跳过速、血压下降、呼吸困难等

用药提示

◎ 新生儿和蚕豆病患者禁用。
◎ 对呋喃类药物过敏者禁用。
◎ 肝功能异常者、孕妇及哺乳期妇女慎用。

解热镇痛药

阿司匹林

【用途】阿司匹林具有抗炎、解热、镇痛及抗风湿的作用,可用于缓解多种疼痛,治疗风湿性关节炎、类风湿性关节炎、骨关节炎及不稳定型心绞痛等。

家庭用药宜忌随身查

搭配宜忌

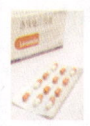

宜 洛伐他汀

在对不稳定型心绞痛的早期治疗阶段,联用两药可以稳定病情,缓解临床症状。

忌 咸鸭蛋

合用会使咸鸭蛋中的亚硝基化合物生成有致癌作用的亚硝胺,可能诱发癌症。

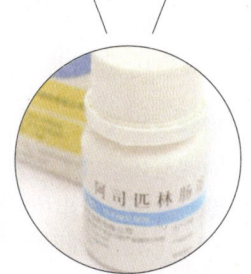

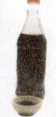

忌 醋

阿司匹林对胃黏膜有直接刺激作用,与醋和果汁等酸性食物同服会加剧对胃的刺激。

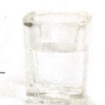

忌 酒

阿司匹林与含酒精的饮料一同服用,容易导致胃溃疡。

用药提示

◎ 有严重肝病或肾病的患者禁用。
◎ 活动性溃疡病及其他原因引起消化道出血患者禁用。
◎ 婴儿禁用,儿童、孕妇及哺乳期妇女慎用。

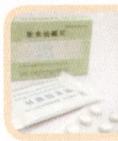

秋水仙碱

【用途】 秋水仙碱是一种抗痛风药，适用于治疗与预防地中海热、痛风性关节炎，也可用于慢性进行性多发性硬化症、肝硬化、胆汁性肝硬化、白塞病等。

搭配宜忌

忌		
	环孢霉素	秋水仙碱与环孢霉素等药品合用会减缓秋水仙碱通过肾脏排出体外的过程，增大其血药浓度，尤其是肝肾病患者要避免同用
	利福平	利福平会加速秋水仙碱在肝脏内的分解，减弱其效用，应该尽量避免两者同用，或遵医嘱进行剂量调整
	地高辛	秋水仙碱与地高辛合用会增大肌肉损伤和疼痛的风险，需要使用秋水仙碱治疗痛风的患者应暂时停用地高辛
	葡萄汁	在服用秋水仙碱期间，食用葡萄柚或饮用葡萄汁会增大秋水仙碱不良反应的可能性

用药提示

◎ 患有严重血液、肾脏、肝脏、胃部或心脏疾病的患者及对本品过敏的患者禁用。

对乙酰氨基酚

【用途】对乙酰氨基酚又称醋氨酚、扑热息痛，是一种解热镇痛药，多用于感冒引起的发热、头痛及缓解轻、中度疼痛，并可作为阿司匹林过敏患者出现此类症状时的替代用药。

搭配宜忌

忌		
	阿司匹林	对乙酰氨基酚与阿司匹林或其他非类固醇抗炎药合用时，有明显增加肾毒性的危险
	齐多夫定	对乙酰氨基酚与抗病毒药齐多夫定合用时，可增加其毒性，危害人体健康，应避免同时使用
	酒	长期饮酒或应用其他转氨酶诱导剂，尤其是应用巴比妥类药物的患者，服用对乙酰氨基酚会有发生肝脏毒性的危险
	速效伤风胶囊	速效伤风胶囊与对乙酰氨基酚同用会增强对骨髓的抑制作用，可能导致再生障碍性贫血的发生

用药提示

◎ 幼儿、孕妇、老年人不宜使用。
◎ 对本品过敏及严重肝肾功能不全者禁用。

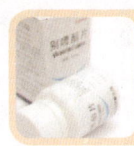

别嘌醇

【用途】 别嘌醇又称别嘌呤醇、痛风平,是抑制尿酸合成的药物,用于原发性和继发性高尿酸血症、反复发作或慢性痛风、尿酸性肾结石、尿酸性肾病等。

搭配宜忌

宜	三金片	临床使用三金片与别嘌醇片联用,治疗痛风性关节炎,疗效较单用别嘌醇片更显著
忌	酒	饮酒会增加血清中的尿酸含量,在服用别嘌醇降尿酸期间饮酒会导致别嘌醇的药效降低,不利于症状缓解
	氨苄西林	别嘌醇与氨苄西林同用,皮疹的发生率会增多,尤其在高尿酸血症患者身上出现的概率提高
	维生素C	服用别嘌醇期间,同用维生素C等会导致尿液酸化的药物或食物,会增加肾结石形成的可能,如需要配合服用的,需遵医嘱

用药提示

◎ 对别嘌醇过敏、严重肝肾功能不全者和孕妇及哺乳期妇女禁用。服药期间应多饮水以利尿酸排泄。

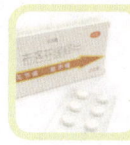

布洛芬

【用途】 布洛芬具有镇痛、抗炎、解热的作用，适用于缓解类风湿性关节炎、骨关节炎、脊柱关节病、痛风性关节炎等各种慢性关节炎的急性发作期或持续性关节肿痛症状。

搭配宜忌

忌		
	阿司匹林	布洛芬与阿司匹林或其他水杨酸类药物同用，会损伤胃肠道，产生不良反应，甚至引起胃肠道出血
	对乙酰氨基酚（扑热息痛）	布洛芬与扑热息痛同用时会增加对肾脏的不良反应，两药的肾毒性都会增加
	地高辛	在服用地高辛期间同时服用布洛芬，会导致地高辛的血药浓度和毒性都有所增加
	酒	在服用布洛芬期间饮酒或食用其他非类固醇类抗炎药会增加胃肠道不良反应，并有致溃疡的危险

用药提示

◎ 孕妇、哺乳期妇女、婴儿、支气管哮喘患者、消化道溃疡患者等慎用。

抗心律失常药 >>

地高辛

【用途】地高辛属于强心苷类药,能改善心脏泵血能力,有助于控制心率,用于急性和慢性心功能不全者,尤其适用于伴有快速心室率的心房颤动的心功能不全患者。

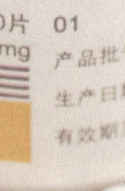

🔆 搭配宜忌

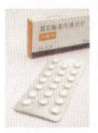

宜 美托洛尔

临床使用地高辛与美托洛尔联用能控制持续性房颤心室率，降低脑卒中的危险。

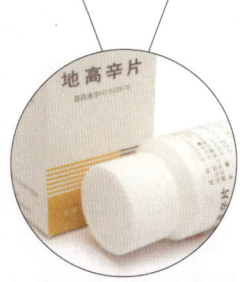

忌 红霉素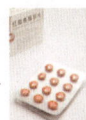

红霉素、克拉霉素等都能提升地高辛的血药浓度，导致其毒性增强。

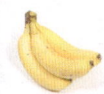

忌 高钾食物
（如香蕉等）

地高辛常与利尿剂配用，服药期间因多补充高血钾食物，防止低血钾。

忌 异烟肼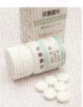

两药合用会抑制地高辛的强心苷吸收而导致药效减弱。

💊 用药提示

◎ 孕妇、哺乳期妇女、幼儿及老年人需遵医嘱。
◎ 室性心动过速、心室颤动、预激综合征伴心房颤动或扑动等患者禁用。

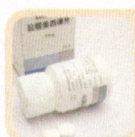

美西律

【用途】 美西律具有抗心律失常、抗惊厥及局部麻醉的作用,对心肌的抑制作用较小,主要用于慢性室性心律失常,如室性期前收缩、持续性室性心动过速等。

搭配宜忌

宜	稳心颗粒	稳心颗粒能定悸复脉、活血化瘀,与美西律联用可以治疗室性早搏,疗效良好
	普萘洛尔	美西律与奎尼丁、普萘洛尔或碘胺酮合用疗效都很好,可用于单药无效的顽固性室性心律失常
忌	吗啡	在急性心梗早期,吗啡会导致美西律吸收延迟并减少,从而使美西律的药效降低,因此不宜同用
	利福平	美西律与利福平、苯巴比妥等转氨酶诱导剂同用会降低美西律的血药浓度,影响药物作用,不利于症状的缓解

用药提示

◎ 心源性休克患者禁用。孕妇慎用,哺乳期妇女禁用。
◎ 过敏性皮疹患者慎用。

循环系统药 >>

洛伐他汀

【用途】洛伐他汀（美降脂）适用于治疗非药物治疗反应欠佳的原发性高胆固醇血症，可用于高胆固醇血症和高甘油三酯血症的病人，也用于治疗冠状动脉粥样硬化。

搭配宜忌

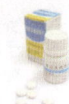

宜 阿司匹林

两药联用对不稳定型心绞痛的早期治疗有较好疗效，可以稳定病情。

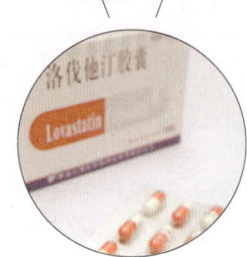

忌 维C银翘片

银翘类提取物会降低洛伐他汀的药效，必要时候需要调整剂量。

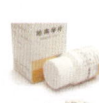

忌 地高辛

洛伐他汀会导致地高辛的血药浓度提高，可能导致其毒性增加，必须同用时需要调整剂量。

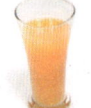

忌 果汁

果汁会减缓洛伐他汀在肝脏中的分解过程，增加不良反应的风险。

用药提示

- 对他汀类药物成分过敏的患者禁用。
- 孕妇及哺乳期妇女忌用。
- 肝功能不全者慎用。

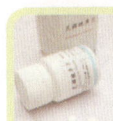

尼群地平

【用途】尼群地平为二氢吡啶类钙通道阻滞药,能引起冠状动脉、肾小动脉等全身血管的扩张,产生降压作用,主要用于各型高血压的治疗,可以单独应用或与其他降压药联用。

搭配宜忌

宜	卡托普利	尼群地平与卡托普利等血管紧张素转化酶抑制药联用时候耐受性好,降压作用加强
宜	美托洛尔	尼群地平与美托洛尔等β-受体阻滞药合用,可以增强降压作用,并减轻尼群地平降压后发生的心动过速
忌	地高辛	尼群地平可能增加地高辛的血药浓度,导致地高辛毒性增强,必须同用时需要遵医嘱调整剂量
忌	西咪替丁	在尼群地平的用药期间服用西咪替丁可能会影响到尼群地平的降压效果,高血压患者服药应遵医嘱,必要时候需要调整剂量

用药提示

◎ 对尼群地平过敏的患者及严重主动脉瓣狭窄的患者禁用。肝、肾功能不全患者及孕妇慎用。

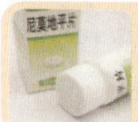

尼莫地平

【用途】 尼莫地平为钙通道阻滞药，适用于各种原因所致的蛛网膜下腔出血后的脑血管痉挛和急性脑血管病恢复期的血液循环改善，对偏头痛和丛集性头痛也有预防效果。

搭配宜忌

宜		
	复方丹参片	尼莫地平能抑制血管平滑肌过度收缩，与复方丹参片联用可以治疗偏头痛，临床效果显著
	氟桂利嗪（西比灵）	尼莫地平与西比灵联合治疗，坚持半年以上，可以治愈顽固性偏头痛，疗效显著

忌		
	美托洛尔	服用尼莫地平期间应该避免与美托洛尔等β-受体阻滞药或其他钙通道阻滞药合用，否则会影响药物有效成分的吸收
	西咪替丁	西咪替丁可能增加尼莫地平的血药浓度，导致副作用风险增加，必要时候需要调整剂量

用药提示

◎ 脑水肿及颅内压增高患者慎用。消化性溃疡、哮喘、嗜铬细胞瘤病人慎用。哺乳期妇女及孕妇不宜使用。

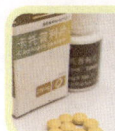

卡托普利

【用途】卡托普利是一种血管紧张素转换酶抑制剂，可以减少水钠潴留、扩张外周血管、增加心排血量，主要用于治疗高血压、心力衰竭，也可用于防治中风。

搭配宜忌

宜	氢氯噻嗪	氢氯噻嗪与卡托普利联用，排钠效果更强，可以联合治疗不同类型的高血压
忌	阿司匹林	阿司匹林能抑制卡托普利的药效，大剂量的阿司匹林与卡托普利合用更可能有死亡风险，因症需同用的时候必须调整药量
	阿米洛利	卡托普利会提升体内血钾水平，与阿米洛利等保钾利尿药同用可能引发高钾血症，应尽量避免同用
	地高辛	卡托普利会提升地高辛的血药浓度，从而增大地高辛相关的不良反应风险，因症需要同用时要调整地高辛的药量

用药提示

◎ 对血管紧张素转换酶抑制剂任何成分过敏的患者禁用。孕妇忌用。

◎ 哺乳期妇女用药需要停止哺乳。

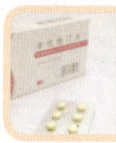

辛伐他汀

【用途】 辛伐他汀又名斯伐他汀，主要用于高脂血症、冠心病的对症治疗，也用于动脉粥样硬化、与糖尿病相关的血脂异常、防止心脏病发作和中风，以及降低心脏搭桥手术中的风险。

搭配宜忌

宜	曲美他嗪	辛伐他汀能抗血栓、改善心功能，与曲美他嗪联用治疗不稳定型心绞痛具有显著的疗效
	拉西地平	拉西地平降压效果显著，与辛伐他汀联用可以明显减轻颈动脉粥样硬化的病变
忌	非诺贝酸	辛伐他汀及其他他汀类药物不能与非诺贝酸等贝特类药物同用，否则会增加肌肉疼痛等风险
	维生素E	维生素E等抗氧化剂会抵消辛伐他汀的药效，影响人体对辛伐他汀中有效成分的吸收，不利于症状的缓解，因此两药应尽量避免同用

用药提示

○ 对他汀类药物过敏者、活动性肝炎患者禁用。
○ 孕妇禁用，哺乳期妇女服药应停止哺乳。
○ 日常饮用酒类饮品量较大者慎用。

维生素 >>

维生素A

【用途】维生素A提取自脂溶性食物，可以用于预防和治疗眼干燥症、角膜软化症、皮肤干燥及夜盲症等，对于烫伤、冻伤、溃疡也有一定疗效。

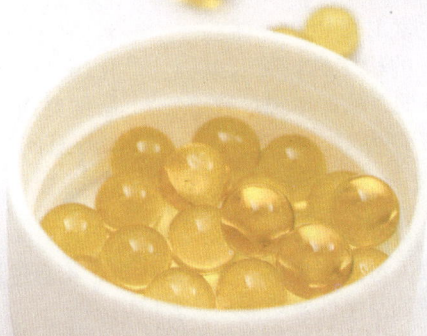

搭配宜忌

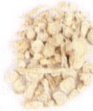

宜 黄芪

临床使用维生素 A 与黄芪联用治疗小儿反复呼吸道感染，可降低感染的反复发生率。

宜 胡萝卜

维生素 A 和胡萝卜素可以防止呼吸道感染和保持视力正常，治疗夜盲症。

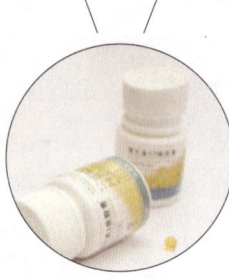

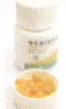

宜 维生素 E

维生素 E 可以提高维生素 A 的稳定性，延长其储存期，从而增强疗效，有利于吸收。

忌 米汤

米汤中有一种脂肪氧化酶，会溶解和破坏脂溶性维生素 A，因此不宜同用。

用药提示

◎ 摄入过量维生素 A 会导致中毒，不宜过量服用。
◎ 孕妇及慢性肾功能不全者慎用。

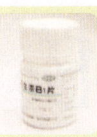

维生素 B₁

【用途】适用于维生素 B₁ 缺乏的预防和治疗、全胃肠道外营养或摄入不足引起的营养不良时维生素 B₁ 的补充等，临床也用于治疗脚气病及多发性神经炎。

搭配宜忌

宜	红薯	服用维生素 B₁ 治疗脚气病期间，食用红薯可以起到辅助治疗的效果，对治疗脚气疗效显著
忌	蛤蜊	蛤蜊、生鱼等鱼贝类食品中存在着能破坏维生素 B₁ 的分解酶，这种分解酶也容易在加热后被破坏，服药期间不宜生食鱼贝类
	碳酸氢钠	维生素 B₁ 注射液在碱性溶液中容易分解，与碳酸氢钠等碱性药物配伍容易引起变质，从而危害人体健康
	阿司匹林	维生素 B₁ 会降低胃液的 pH 值，使阿司匹林对胃黏膜的刺激加剧，长期同服会诱发溃疡，损害人体健康

用药提示

○ 除急需补充的情况外，很少采用注射，且不宜静注。
○ 饭前服用可能降低药效，需饭后服用。

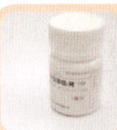

维生素 B₂

【用途】维生素 B₂ 又称核黄素，缺乏时会使代谢发生障碍。维生素 B₂ 适用于防治口角炎、唇干裂、舌炎、阴囊炎、角膜血管化、结膜炎、脂溢性皮炎等维生素 B₂ 缺乏症。

搭配宜忌

宜	叶酸	叶酸与维生素 B₂ 具有协同性作用，两药同用可以促进叶酸及维生素 B₂ 的吸收
忌	链霉素等	维生素 B₂ 会降低链霉素、红霉素、四环素、磷霉素的抗菌活性，因此服用这些药物期间不宜同服维生素 B₂
忌	甲氧氯普胺	服用甲氧氯普胺片治疗功能性胃肠病期间服用维生素 B₂ 可能导致维生素 B₂ 分解，影响人体对药物有效成分的吸收，不宜合用
忌	芹菜	维生素 B₂ 与芹菜等高纤维食物同服会导致维生素 B₂ 在肠通过速度加快，降低维生素 B₂ 的吸收

用药提示

◎ 日常推荐应用复合维生素 B。维生素 B₂ 宜在就餐时或餐后服用。

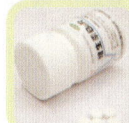

维生素 B₆

【用途】维生素 B₆ 能对蛋白质、碳水化合物、脂类各种代谢功能起效，适用于维生素 B₆ 缺乏引起的脂溢性皮炎、唇干裂、神经系统病变，也可用于异烟肼中毒、白细胞减少症等。

搭配宜忌

宜	桂枝茯苓胶囊	临床使用维生素 B₆ 与桂枝茯苓胶囊治疗痛经，疗效比单独使用桂枝茯苓胶囊更好
	异烟肼	两药虽然不宜同服，但长期服用异烟肼以后服用维生素 B₆，可以降低异烟肼所致中枢神经系统毒性反应
忌	氯霉素	氯霉素对维生素 B₆ 具有拮抗作用，会增加维生素 B₆ 经肾排泄，可能引起贫血或周围神经炎，危害人体健康
	烟酸	维生素 B₆ 与烟酸、肾上腺皮质激素类药等具有拮抗作用，可能会引起贫血或周围神经炎，有损健康

用药提示

◎ 孕妇大量服用维生素 B₆ 会导致新生儿产生维生素 B₆ 依赖综合征，因此孕妇及哺乳期妇女服药需遵医嘱。

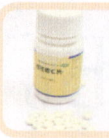

维生素C

【用途】维生素C又称抗坏血酸,能用于防治坏血病,也可用于各种急慢性传染性疾病和紫癜等的辅助治疗,对特发性高铁血红蛋白血症的治疗也有疗效,此外,还能用于治疗肝硬化等。

搭配宜忌

宜	硫酸亚铁	服用铁剂时加服维生素C可以增加铁的吸收和人体对铁的利用率,有助于治疗缺铁性贫血
忌	氨茶碱	维生素C与氨茶碱、碳酸氢钠、谷氨酸钠等碱性药物配伍会导致酸碱中和,影响疗效
	维生素K_3	维生素K_3具有氧化性,与维生素C配伍会产生氧化还原反应,使两者的疗效均减弱或消失,不利于症状的缓解
	阿司匹林	阿司匹林与维生素C同用会导致阿司匹林对胃黏膜的刺激加剧,同时水杨酸会增加维生素C的排泄

用药提示

◎ 孕妇大剂量应用维生素C可能导致婴儿坏血病,需遵医嘱。不要过量服用。

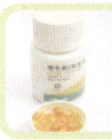

维生素 E

【用途】 维生素 E 具有抗氧化、抗自由基、缓解心血管病发生的功效，可以稳定细胞膜和细胞内脂部分，防止溶血，临床还用于治疗胃溃疡、银屑病、白癜风等。

搭配宜忌

宜	复方丹参注射液	维生素 E 与复方丹参注射液联用能清除自由基、稳定细胞膜、改善脑血流，治疗新生儿缺氧缺血性脑病
	维生素 A	维生素 E 可以促进维生素 A 的吸收、利用和肝脏储存，防止维生素 A 过多症
忌	雌激素	雌激素与维生素 E 同用可以美容抗衰老，但量大或疗程长时则可能诱发血栓性静脉炎，在用量方面需要咨询专业医师
	葵花籽油	使用维生素 E 治疗疾病时应控制葵花籽油等富含不饱和脂肪酸的食物的摄入量，否则会影响疗效

用药提示

◎ 口服避孕药会加速维生素 E 的代谢，需要长期服用的患者应当注意补充维生素 E。

附录　常见疾病药物使用及饮食宜忌表

风热感冒

常用中药	金银花、连翘、芦根、桔梗、竹叶、牛蒡子、荆芥穗、生甘草、厚朴、桑叶、菊花、淡豆豉、白茅根、知母、赤芍、桑皮等
常用西药	酚麻美敏片、美息伪麻片（白加黑）、复方氨酚烷胺片、扑尔伪麻片、双扑伪麻片等
常用中成药	清热解毒口服液、银翘解毒片、板蓝根颗粒（冲剂）、柴胡口服液、风热感冒颗粒（冲剂）、羚翘解毒丸、桑菊感冒片、双黄连口服液等
宜食食物	白萝卜、牛奶、豆浆、果汁、稀粥、阳桃、雪梨、白菜、西瓜、番茄、瘦肉、蜂蜜、鸡蛋、荸荠、橄榄等
忌食食物	辣椒、胡椒、花椒、葱、姜、蒜、韭菜、八角、桂皮、狗肉、牛肉、胖头鲢鱼、鲍鱼、黄花鱼、鲤鱼等辛温助热生火食品

风寒感冒

常用中药	荆芥、麻黄、紫苏叶、半夏、防风、羌活、细辛、独活、桂枝、杏仁、柴胡、前胡、川芎、枳壳、茯苓、桔梗、生甘草等
常用西药	双扑口服液、布洛伪麻颗粒、氨酚伪麻片、双扑伪麻片、美息伪麻片、复方锌布颗粒剂等
常用中成药	风寒感冒颗粒（冲剂）、藿香正气水、参苏丸、午时茶颗粒（冲剂）、杏苏合剂、姜枣祛寒冲剂、三金感冒片、通宣理肺片等

家庭用药宜忌随身查

宜食食物	生姜、牛奶、米汤、藕粉、柠檬、乌梅、雪梨、西兰花、猕猴桃、樱桃、鸡汤、西红柿、洋葱、胡萝卜等
忌食食物	冷饮、冷食、黄瓜、西瓜、茭白、生菱角、河蟹、田螺、螺蛳、海带、小白菜等寒冷伤气的食品

咽炎

常用中药	薄荷、防风、荆芥、连翘、黄芩、天花粉、玄参、甘草、熟大黄、桔梗、生石膏、麦冬、金银花、黄连、栀子、芦根等
常用西药	复方硼砂溶液、糖皮质激素（吸入治疗或含漱）、西瓜霜含片以及青霉素类、头孢类、大环内酯类抗生素等
常用中成药	清咽利膈丸、清膈丸、清咽润喉丸、清热养阴丸、青果丸、清音丸、清开灵口服液等
宜食食物	酸奶、乌梅、石榴、杨梅、火龙果、鸡蛋、甘草杏、杧果、雪莲果、雪梨、银耳、苦瓜、西葫芦、黑木耳、燕麦、豆浆等
忌食食物	酒、咖啡、浓茶、肥肉、腌制食品、蒜黄、奶油、烧烤煎炸食品、肉皮、奶油、辣椒、胡椒、洋葱等

消化不良

常用中药	山楂、六神曲、陈皮、莱菔子、茯苓、枳实、厚朴、苍术、砂仁、木香、麦芽、藿香、半夏、槟榔、大黄、芒硝、山药、青皮、薏米等
常用西药	甲氧氯普胺片、多潘立酮（吗丁啉）、西沙必利、莫沙必利、雷尼替丁、法莫替丁、奥美拉唑、兰索拉唑等

常用中成药	保和丸、香砂养胃丸、香砂枳术丸、大山楂丸、橘半枳术丸、槟榔四消丸、烂积丸、香砂六君子丸、加味保和丸、和中理脾丸、人参健脾丸等
宜食食物	山楂、西兰花、芹菜、芥蓝、冬瓜、玉米、莜面、木耳菜、胡萝卜、燕麦、鸭肉、樱桃萝卜、苹果、山竹、夏威夷果等
忌食食物	烈酒、咖啡、浓茶、碳酸饮料、卡里、辣椒、胡椒、花椒、肥肉、动物脂肪、油炸食品、冷饮、蛋糕、糯米甜点、西瓜、牛奶、芋头、冰激凌、花生等

痢疾泄泻

常用中药	金银花、连翘、芦根、桔梗、竹叶、牛蒡子、荆芥穗、生甘草、厚朴、桑叶、菊花、淡豆豉、白茅根、知母、赤芍、桑皮等
常用西药	酚麻美敏片、美息伪麻片（白加黑）、复方氢酚烷胺片、扑尔伪麻片、双扑伪麻片等
常用中成药	清热解毒口服液、银翘解毒片、板蓝根颗粒（冲剂）、柴胡口服液、风热感冒颗粒（冲剂）、羚翘解毒丸、桑菊感冒片、双黄连口服液等
宜食食物	白萝卜、牛奶、豆浆、果汁、稀粥、阳桃、雪梨、白菜、西瓜、番茄、瘦肉、蜂蜜、鸡蛋、荸荠、橄榄等
忌食食物	辣椒、胡椒、花椒、葱、姜、蒜、韭菜、八角、桂皮、狗肉、牛肉、胖头鲢鱼、鲍鱼、黄花鱼、鲤鱼等辛温助热生火食品

月经不调、痛经

常用中药	益母草、白芍、当归、熟地黄、丹参、香附、黄芪、艾炭、川芎、续断、羌活、前胡、木香、五灵脂、延胡索、丹参、红花、桃仁等
常用西药	甲羟孕酮片、肾上腺皮质激素、甲状腺素、卵泡雌激素、布洛芬、酮洛芬、氟芬那酸、口服避孕药等
常用中成药	乌鸡白凤丸、逍遥丸、加味逍遥丸、八珍益母丸、艾附暖宫丸、女金丹、益母草颗粒（冲剂）、妇女痛经丸、通经丸、调经丸等
宜食食物	生姜、桂圆、枸杞、燕麦、鸡蛋、大枣、花菇、扁豆、雪莲果、香蕉、山药、核桃、黑米、小麦、大麦、芡实、鲫鱼等
忌食食物	冰激凌、雪糕、生拌苦瓜、黄瓜、食醋、李子、柠檬、梅子、西红柿、梨、柿子、芥末、辣椒、胡椒、动物内脏、猕猴桃等

前列腺炎

常用中药	蒲公英、连翘、野菊花、黄芩、黄柏、黄连、生地黄、生石膏、玄参、丹皮、赤芍、知母、白薇、地骨皮、荷叶、淡竹叶等
常用西药	氧氟沙星（及其他氟喹酮诺类药）、头孢曲松（及其他头孢菌素类）、磺胺药、螺内酯、四环素、安陆米特、亮丙瑞林等
常用中成药	分清止淋丸、金沙五淋丸、前列腺炎片、龙胆泻肝丸、知柏地黄丸、白蛇六味丸、益元康冲剂、右归丸、金利油胶囊等

附录

宜食食物	马齿苋、玉米、海带、薏米、冬瓜、扁豆、鲫鱼、茯苓、山药、藕、桑葚、芝麻、赤小豆、冬瓜、南瓜、丝瓜、山楂、枸杞子等
忌食食物	浓茶、咖啡、碳酸饮料、辣椒、胡椒、花椒、茴香、韭菜、生葱、生蒜、羊肉、狗肉、煎炸烧烤类食物、烈酒等

便秘

常用中药	大黄、厚朴、陈皮、香附、白术、麦芽、桃枝、火麻仁、苦杏仁、白芍、芦荟、枳实、沉香、陈皮、山楂、牵牛子、青皮、郁李仁等
常用西药	酚酞片、莫沙必利、开塞露（外用）、甘油栓（外用）、多库酯钠（辛丁酯磺酸钠）、甲基纤维素、果导片等
常用中成药	清宁丸、麻仁滋脾丸、更衣丸、沉香化滞丸、木香槟榔丸、润肠丸、搜风顺气丸、
宜食食物	山药、芹菜、黑芝麻、核桃、芦荟、黄瓜、海带、冬瓜、白萝卜、蘑菇、黑木耳、苦瓜、番茄、马齿苋、香蕉、牛奶、豆制品、洋葱等
忌食食物	咖啡、浓茶、碳酸饮料、辣椒、胡椒、生姜、大蒜、莲子、板栗、肉桂、炒蚕豆、花生、黄豆、爆米花、羊肉、狗肉、荔枝等

高血压

常用中药	三七、牛黄、胆南星、乳香、决明子、当归、黄芩、地黄、牛膝、地龙、夏枯草、钩藤、天麻、野菊花等

常用西药	氢氯噻嗪、螺内酯、氨苯蝶啶、普萘洛尔、阿替洛尔、美托洛尔、卡托普利、依那普利、氯沙坦、哌唑嗪、硝苯地平、氨氯地平等
常用中成药	脑立清、平肝舒络丸、安宫降压丸、龙胆泻肝丸、当归龙荟丸、平肝丸、牛黄清心丸、知柏地黄丸、人参固本丸等
宜食食物	洋葱、豆制品、大蒜、香菇、黑木耳、燕麦、海带、瘦肉、蛋白、香蕉、西瓜、苹果、山楂、牛肉、土豆、橘子、桃子、葡萄干、奶制品、核桃、花生、荞麦、玉米等
忌食食物	蛋黄、动物内脏、鱿鱼、墨鱼、螃蟹、牡蛎、骨髓、公鸡、狗肉、鹌鹑蛋、菠萝、螃蟹、浓茶、咖啡等
冠心病	
常用中药	丹参、三七、天麻、川芎、山药、葛根、红花、山楂、麝香、人参、牛黄、肉桂、苏合香、冰片、黄芪、郁金、木香等
常用西药	维生素E、尼群地平、硝苯地平、氨氯地平、卡托普利、氯沙坦、美托洛尔、阿替洛尔等（主要为高血压并发冠心病用药和预防用药）
常用中成药	冠心苏合丸、血府逐瘀丸、复方丹参片、消栓再造丸、丹七片、理心舒气片、元胡止痛片、心灵丸、活心丸、麝香保心丸、救心丹等
宜食食物	瘦猪肉、牛肉、鸭肉、鸡肉、奶类、豆制品、洋葱、打算、香菇、木耳、玉米、土豆、燕麦、荞麦、香蕉、西瓜、苹果、雪梨等

附录

303

忌食食物	浓茶、咖啡、动物内脏、蛋黄、贝壳类、鱿鱼、墨鱼、鱼子、肥肉、肉皮、碳酸饮料、蛋糕、冰激凌、油炸食品等

风湿及关节炎

常用中药	羌活、独活、防风、荆芥、川乌、草乌、威灵仙、桂枝、香附、地龙、麻黄、木瓜、没药、牛膝、杜仲、天麻、五加皮、天南星、补骨脂等
常用西药	阿司匹林、吲哚美辛、布洛芬、甲氨蝶呤、青霉胺、泼尼松、硫唑嘌呤、环孢素、双氯芬酸、地塞米松、透明质酸钠（关节腔内注射）等
常用中成药	追风丸、追风活络丸、疏风定痛丸、天麻丸、小活络丹、国公酒、防风通圣丸、活血追风丸等
宜食食物	西兰花、山药、豆浆、香菇、黑木耳、雪梨、菠萝、酸奶、夏威夷果、鸡蛋、松子、杨梅、核桃、胡萝卜等
忌食食物	动物内脏、丁香鱼、鱼子、金枪鱼、草鱼、奶制品、啤酒、咖啡、虾、白酒、碳酸饮料、蟹、羊肉等

糖尿病

常用中药	熟地黄、黄柏、知母、附子、山药、牡丹皮、鹿角、龟甲、党参、枸杞、五味子、麦冬、葛根、甘草等

常用西药	磺脲类或非磺脲类的胰岛素促泌剂（如甲苯磺丁脲、格列齐特、格列吡嗪、格列喹酮等）、阿卡波糖（拜糖平）、胰岛素等
常用中成药	生津消渴丸、玉泉丸、清胃消渴丸、糖尿乐、六味地黄丸、麦味地黄丸、消渴丸、知柏地黄丸、龟鹿二胶丸等
宜食食物	西番莲、苹果、洋葱、香菇、茄子、芦笋、马齿苋、平菇、鱼腥草、火龙果、毛豆、金针菇、菠菜、荷叶、海藻、紫菜等
忌食食物	糖果糕点、蜜饯、冰激凌、甜饮料、土豆、山药、芋头、藕、洋葱、蒜苗、胡萝卜、豌豆、动物脂肪、烈酒、花生、核桃等

痔疮

常用中药	黄芩、大黄、防风、荆芥穗、赤芍、当归、生地黄、枳壳、槐花、黄连、栀子、阿胶、槐角、地榆炭、僵蚕、地龙肉、乳香、连翘等
常用西药	卡巴克洛（安络血）、液状石蜡油（内服）、酚酞、酚磺乙胺（止血敏）、维生素K、氟尼酸、螺旋霉素、丁胺卡那留素等
常用中成药	地榆槐角丸、止红肠辟丸、脏连丸、痔漏无双丸、痔漏消管丸等
宜食食物	黑木耳、荸荠、蜂蜜、猪瘦肉、无花果、丝瓜、马齿苋、鱼腥草、金针菇、香蕉、冬瓜、丝瓜、猕猴桃等
忌食食物	狗肉、羊肉、雀肉、胖头鱼、黄花鱼、辣椒、花椒、胡椒、芥末、大蒜、生姜、白酒、啤酒、碳酸饮料、咖啡等

皮炎、湿疹

常用中药	白杨树叶、豆薯子、蒲黄、芒硝、仙鹤草、柳叶、山药、川椒、肉桂、苦参、红花、白头翁、天胡荽、雷公藤等
常用西药	地塞米松、氯苯那敏（扑尔敏）、苯海拉明、异丙嗪（非那根）、氢化可的松等
常用中成药	参苓白术丸、人参健脾丸、润肤丸、防风通圣丸、黄连膏、六一散（外用）、八珍丸、六味地黄丸、二妙丸、雄黄解毒散（外用）等
宜食食物	薏米、百合、绿豆、赤小豆、冬瓜、黑豆、黄豆、丝瓜、芹菜、豆腐、海带等
忌食食物	狗肉、羊肉、辣椒、花椒、胡椒、芥末、大蒜、生姜、韭菜、竹笋、洋葱、茴香、鹅肉、驴肉、带鱼等

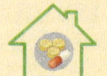